袁景贤 著

小郎中

XIAOLANGZHONG
GENSHI BIJI

跟师笔记④

——中医入门捷要

科学出版社

北京

内 容 简 介

本书为《小郎中跟师笔记》系列之四。作者通过20篇跟师学习笔记，以口语的形式记述了跟师行医中的场景、学习的过程，师对徒的指导、点拨，行医之路上首要掌握的中医知识和最应具备的素质，以及老师在辨证辨病、治法、方药运用中的独到经验。每篇笔记中都记录有学员提问，老师讲解，一问一答，如临课堂，亦有效仿古人传道之风。师带徒是中医历来的传授形式，它能最直接、最深入地将师父的医术传承下来。这本书不仅体现了一个小郎中成长之路和为师语重心长的教诲，更是为读者提供了一个学好中医的经验之道。其内容讲述翔实，生动风趣，如师再现，亲传亲授。适合于广大中医师、中医院校学生、中医爱好者学习参考。

图书在版编目（CIP）数据

小郎中跟师笔记.4，中医入门捷要 / 袁景贤著. —北京：科学出版社，2017.5

ISBN 978-7-03-052792-9

Ⅰ. ①小… Ⅱ. ①袁… Ⅲ. ①中医临床–经验–中国–现代

Ⅳ. ①R249.7

中国版本图书馆 CIP 数据核字（2017）第 088296 号

责任编辑：王灵芳 / 责任校对：何艳萍
责任印制：李 彤 / 封面设计：bp 柏平工作室

科 学 出 版 社 出版
北京东黄城根北街 16 号
邮政编码：100717
http://www.sciencep.com

北京盛通数码印刷有限公司 印刷

科学出版社发行 各地新华书店经销

*

2017 年 5 月第 一 版 开本：720×1000 1/16
2023 年 4 月第六次印刷 印张：11
字数：204 000

定价：29.80 元

（如有印装质量问题，我社负责调换）

Contents

目　录

小 郎 中 跟 师 笔 记 4

写 在 前 面

学中医，路在何方？

想当一个中医大夫是很多人的愿望！怎样学好中医，一直也是他们的困惑！

我的老师贾玉山曾经说："我带过两类学生，一类是零起步的学徒，一类是学校毕业的实习生。他们都有一个共同的愿望，就是想学好中医，也有一个共同的困惑，就是觉得中医太难学！都在询问有没有捷径可走，我说有，就是7个字'简单、听话、跟着走'功到自然成。"

通过不断地学习，我才体会到老师讲话的含义。表面上看，需要头脑简单一点，心灵纯洁一点，行动上勤快一点，更重要的意义是在"功"字上。其深层含义有二：一是要有中华民族的文化为底蕴；二是需要实践经验来充实自己的头脑方能成功。我也访问过老师以前带过的学生，即使现在他们已经是名医，他们亦有同感！

为什么说中医难学

有些人说中医难学，觉得中医笼统、抽象、含蓄、模糊难以掌握。主要原因还是缺乏中华民族的文化底蕴。所以，人们又把学中医当作在摸黑箱子来对待。

什么是黑箱子和白箱子

黑箱子是指内部结构和作用机制尚不了解的系统。白箱子是指内部结构和作用机制已经了解清楚的系统。不光是研究中医学面临黑箱子，其他方面的科学研究一开始也都是从黑箱子开始。随着研究的深入，逐步地了解清楚其内部结构和作用机制，就能使黑箱子变为白箱子。

如何使中医这个黑箱变白箱

关键问题要有正确的观点和合理的方法。正确的观点需要深刻的中国传统文化底蕴，合理的方法需要的是实践经验。人体也是一个典型的、复杂的黑箱，需要认真地去研究。

如何去学习研究中医

首先要明医理。

如前所说，欲明医里，先要蓄好底蕴。那中医学的底蕴又是什么？用现代话说，就是学好基础理论。正规地学，要从《黄帝内经》开始，深层次研究一下《易经》才行。由于《易经》用的是古代汉语，随着白话文的发展，现代人学习者甚少，更不知其理之奥妙！

《易经》是群经之首

《易经》是我国一部关于宇宙变化的古代哲学名著，也是世界最为智慧的书籍。汉以后尊为《易经》。后世诸家誉为《易经》是"群经之首""诸子百家之源""大道之源"，被视为中华文化的总源头。经典中之经典，哲学中之哲学，智慧中之智慧。

《周易》，所谓周：周密，周详，周流不息，往复循环，生生不息之意。易在《说文解字》中说：日月为易，象阴阳也。现代话说，日、月二字合成"易"，象征阴阳的变易。《系辞》又云："'易'与天地准，故能弥纶天地之道。一阴一阳为之道，……"由此可知《易经》是阴阳的起源，祖国医学离不开阴阳。

"医易同源""医源于易""医易相通"等观点自古既有，说明中医与易经有着极为密切的联系。易经中的相象思维，阴阳的概念，有关物质运动变化的观点，在中医理论中都有深刻的体现。如唐朝大医学家孙思邈曰："不知易，不足以言太医。"我们纵观古今中医的发展，从其理论的形成到完善是离不开中国传统文化这块肥沃的土壤。我们要学好中医，用好中医，掌握相象思维这一独特的辨证思维方法是很必要的。

中国传统文化是学习中医的基础，要学好中医，还需要研读《黄帝内经》和《难经》等古典医籍。

《黄帝内经》是什么样的书

《黄帝内经》（以下简称为《内经》）是我国医学宝库中现存成书最早的一部医学典籍。它总结了春秋至战国时期的医疗经验和学术理论，并吸收了秦汉以前有关天文学、历算学、生物学、地理学、人类学、心理学的内容。运用阴阳、五行、天人合一的理论，对人体的解剖、生理、病理以及疾病的诊断、治疗与预防，提出了比较系统的理论认识，确立了中医学独特的理论体系。

如《素问·阴阳应象大论》指出"阴阳者，天地之道也，万物之纲纪，变化之父母，生杀之本始，神明之府也。治病必求于本。"这段话提出了诊治疾病必须以阴阳为根本这样一个鲜明的观点。

《内经》中五行的概念，包括五行的构成及五行的相互关系。《素问·脏气法时论》说："五行者，金木火水土也。更贵更贱，以知生死，以决成败，而定五脏之气……"更贵更贱，指五行衰旺变化，寓五行生克制化之原理。是指导中医临证辨证施治的独特方法。

《素问·宝命全形论》"天有阴阳，人有十二节；天有寒暑，人有虚实。能经天地阴阳之化者，不失四时，知十二节之理者，圣智不能欺也"。这又说明无论是治病还是养生，都离不开人体内外环境统一的"天人相应"的整体观念，这是指导中医治病救人独到的大原则。

《难经》又是什么样的书

《难经》，原名《黄帝八十一难经》，传说为战国时秦越人（扁鹊）所作。本书以问答解释疑难的形式编撰而成，共讨论了81个问题，故称《八十一难》，全书所述以基础理论为主，还分析了一些病证。其篇幅不大，段落分明，发挥至理，剖析疑文，补《内经》之所未发，扩前圣而启后贤，对后世医学产生了深远的影响。历代医家常以《内》《难》并称，认为是学医者登堂入室的必读之作，它与《内经》《伤寒杂病论》等中医典籍确立了中医的理论体系。

主要学术成就有：首倡诊脉"独取寸口"脉之诊法至今仍为临床所广泛应用；提出伤寒有五，各不相同的认识，为后世温病学的发展提供了理论根据；也提出了"治未病"的思想，这是中医未病先防，既病防变理论的先驱；它开辟了"命门"学说之先河，先析了命门的具体部位和生理功能；《难经》对人体器官的具体形状和功能作了详细的论述，也是论述人体解剖知识最早的古典医著。《难经》在针灸方面也丰富了《内经》的学术思想，为后世进一步钻研针灸腧穴奠定了良好的基础。

以上谈了第一个问题，中医之"理"，下面说一说中医之"法"。

论谈中医之"法"

说到中医的法，包括两个方面，就是诊法和治法。

首先说一说诊法。诊法，应先了解原理，再掌握原则，最后从"证"字上下功夫。

需要了解的三项原理

一是司外揣内。"司外"是通过观察外部的病理现象，叫作"司外"；"揣内"就是推测内脏的病理变化。通过外部的病理现象，来推测内脏的病理变化，故云"司外揣内"。《灵枢·本脏》里面讲："司其外应，以知其内脏，则知所病矣。"

二是见微知著。通过微小的变化，而测知整体的情况。如心有病，它可以反映到舌头上；肝有病，可以反映到眼睛上等。所以我们通过这微小部位、微小的变化来推测病情。

三是以常衡变。就是根据《素问·玉机真脏论》里面讲的："五色脉变，揆度奇恒。"揆度，讲的是推测、揣度、估量、猜测。奇恒，奇就是不正常，恒是正常。总的讲是通过推测它的正常与不正常，也就是用正常的标准来衡量异常的现象。

以上是我们需要了解的诊病的原理。

需要掌握的三项诊断原则

一是整体观念。整体观念是中医学的一个基本诊治原则。人是一个有机的整体，脏腑与体表、四肢、五官是一个统一的整体，其与外界环境也是统一的。人体一旦发生病变，局部可以影响全身，全身病变也可反映到局部；外部有病可以内传入里，内脏有病也可以反映于外；精神刺激可以影响脏腑功能活动，脏腑有病也可以造成精神活动的异常。同时，疾病的发展也与气候及外在环境密切相关。因此，在诊察疾病时，要把患者局部的疾病看成是患者整体的病变之一，既要观察其外，又要审察其内，还要把患者与自然环境结合起来加以考虑，才能做出正确的诊断。

二是诊法合参。所谓诊法合参，就是用望、闻、问、切四诊的方法综合收集病情。

在《医门法律》中说："望闻问切，医之不可缺一"。正因为四诊是从不同的角度来收集病情资料。耳朵不能代替鼻子，眼睛不能代替耳朵，因为各有其独特的意义，不能相互取代。如果诊病时不用眼睛看、耳朵听，单凭把脉，是不行的。假如病人一进门就"哼哼"，弯着腰双手还抱着肚子，你不看、不听、也不问，但凭摸脉能知道是什么病吗？所以说四诊合参，综合分析，才能做出正确的判断。

三是审证求因。在审察机体内外整体状况的基础上，根据患者一系列的具体表现，加以分析综合，求得疾病的本质和症结所在，从而审因论治。所谓辨证求因的"因"，除了六淫、七情、饮食劳倦等通常的致病原因外，还包括疾病过程中产生的某些症结，即问题的关键，也作为辨证论治的主要依据。这就要求根据病人临床表现出的具体证候，从而确定病因是什么？病位在何处？其病程发展及病变机制如何？

如临床遇到发热的病人，我们不能根据发热这一个症状辨出结果，需要询问有无恶寒，头痛，是否疾病初起，查脉象是否浮，舌象是否苔薄白等，才可以初步确定是外感表证发热还是内伤里证发热。若是外感表证发热，还要进一步辨证到底是外感风热，还是外感风寒。假如有舌红、口渴、脉浮数、发热重、恶寒轻，就可知其发热为外感风热证，从而为治疗提供依据。

什么叫作"证"

"证"字的含义有二：一是证据，就是赖以诊断疾病的证据；二是证型，是机体的疾病发展过程中的某一阶段的病理概括。

临床上把"证"可用作病名，表示本病突出的主症；另一方面"证"字之中可包括多种症候。如痹证，若见肢体酸痛，游走不定，属风痹的症候；若见疼痛较剧，遇冷痛增，得热痛减，则属实痹的证候；若痛有定处，酸重麻木，则属偏湿重的证候等。

说到这里，有些学员会问，怎样从"证"字上下功夫呢？

老师告诉我们有三点技巧：

一是熟悉中医学的**基本理论**。中医学的阴阳五行、脏腑经络、病因病机等一些基本理论。

二是要**不断地临床实践**。多接触病人，多通过实践来掌握四诊的技巧。有很多的问题，仅从理论上是学不懂的。脉诊的方法、舌诊的方法、问诊的方法，都必须通过实践的锻炼。俗话说"熟读王叔和，不如临证多"是有一定道理的，"不如临证多"的原因，问题就在于没有实践，有些东西就学不到手。

三是学会**辨证思维**。中医的诊断，在很大程度上是一种思辨的过程，思维的过程。如何运用辨证思维，这需要不断地学习，领会古医籍中的精髓，通过在临证中实践，逐渐学会、形成和运用。

中医"治法"

治法也包括两方面，一是治则，二是治法。治则：是治疗疾病的法则，也是用于指导临床治疗方法必须遵循的准则。对临床立法、处方、用药具有重要的意义；治法：是治则的具体化，也就是说是治则指导下的具体实施的策略。

治则主要掌握六个方面：一是治病求本，本于阴阳；二是扶正祛邪，虚者补之，实者泻之；三是标本缓急，急者治标，缓者治本；四是正治与反治，正治是指逆疾病的临床表现、性质而采取治疗原则，反治是指顺从疾病假象性质而采取治疗的原则；五是调和气血平衡；六是三因制宜，即因时、因地、因人而异的原则，指导临证。

中医治疗法则，是根据四诊资料，运用辨证的方法，作出正确诊断，针对病变的主要性质和次要改变而制定出的治疗方案。常用治法有：汗、吐、下、和、温、清、消、补等，是中医治疗疾病的基本方法。

具体治疗措施

中医治病的途径，大致分内治和外治两大类，使用的工具包括中草药及针灸、按摩等多种治病的方法，都能达到预期的疗效。

一是中药

中药药源有植物、动物和矿物，其中以植物药占绝大多数，使用也较普遍，所以古代把植物药叫作"本草"。这些药物的应用充分反映了中国历史、文化、自然资源等方面的优势，后称作中草药。"中草药学"就是专门介绍各种中药的采制、性能、功效及应用方法等知识的一门学科。

中草药品种众多，每一种药物都有一定的适应范围。例如，麻黄可以治疗感冒，大黄可以治疗便秘，黄连可以治疗热疖、疮疡、痈毒，黄芪可以治疗气虚……不同的病症就需要选用不同的中草药来治疗。

中草药的性能，可以从多方面来认识，疾病有寒性、热性的区别，药性也有寒、热的不同；病势有向上向下、在表在里的差异，药性也有升、浮、沉、降的区别；疾病发生部位在各个脏腑、经络不同，药性也有归入某经的区分……

学习中草药学的目的，也是为了很好地用于治病，让中草药充分发挥其应有的功效。要想合理使用中草药，那就必须掌握每一味药物的性能。此外，对于它的配伍、用量及服用方法也必须有所了解。否则，不注意药物配伍后的作用变化，不掌握药物的处方用量，或者服用方法不够妥善，都可能因此而影响疗效。所以按照药物的性能去对应病患的实际情况，重点是掌握中草药的具体配伍，这是非常必要的。

所谓配伍就是将药材按"君臣佐使"的方法组合成为一个方剂，以治疗疾病，并不是什么药好就随便拿来使用。常言道"用药如用兵，治病如打仗"。如果只有一大群兵没有首领能打仗吗？中药治病也如同打仗，比如头痛有外感和内伤，还有六经之别，你总不能把治疗头痛的药都用上，即使全用上也不一定能治病，或许使病情更加严重。有时候也有用单味药，所谓单方治病的，但对于大病或慢性病是不够的，必须使用合理的组方方可取效。

方剂的组成、配伍和变化，主要有两方面：一是组成（君臣佐使）的原则；

一是组成（加减）的变化。它的前提是辨证立法，也就是过去讲的"方从法出，法随证立"，辨证立法是组方的原则。在这个原则下配伍的方剂可以产生不同作用，可产生协同作用，也可产生拮抗作用，还可以减轻或消除它的峻烈之性？

二是针灸与按摩

（1）针灸疗法：中医针灸疗法是针法和灸法的合成，是我国古代常用的治疗和预防各种疾病的手法之一。针灸也是一种"内病外治"的医疗技术和简而易行的治疗方法，通过经络、腧穴的传导作用，以及应用一定的操作方法，来达到治疗全身疾病的目的。针灸还具有修复组织、增强免疫、活血、镇痛等多重功效。

针灸疗法既然不错，究竟有哪些优点？

简要地归纳有五个方面：①适应证广泛，可用于内、外、妇、儿、五官科等多种疾病的治疗和预防；②治病的效果迅速、显著，特别是具有良好的镇静、镇痛等作用；③操作方法简便易行；④安全可靠，不良反应极少，又可以协同其他疗法进行综合治疗；⑤投资简单，经济实惠，适应人群广泛，医疗费用低。因此几千年来深受广大劳动人民的欢迎。

（2）推拿按摩疗法：中医推拿按摩是中华医学的一个分支，具有独特和神奇的疗效。它主要是运用按、揉、推、拿、点、压、捏等手法，刺激人体相关穴位，改善血液循环，促进新陈代谢，从而达到消除疲劳、祛病强身、健美防衰、延年益寿的目的。其施术方式灵活，方法简单，安全实用，被誉为"绿色疗法"。

如全身保健按摩是运用放松的手法，对患者全身进行按摩。此种按摩能够消除疲劳、缓解紧张、疏筋活络，有病达到治病效果，无病也可起到预防保健作用。学习中医者也应当对此有所了解。

祖国医学是中华民族的国粹，与中华民族历史一样悠久，它为中华民族的繁衍昌盛乃至世界人民的健康事业做出了不可磨灭的贡献。我们作为华夏子孙，作为龙的传人，我们有责任为继承中医，振兴中医，发挥中医优势做出一定的贡献！

笔记一　我为什么学中医

带我们实习的老师很幽默，他的话意味深长，总会引人深思。

他给我们上的第一堂课只讲了一个问题——"为什么学中医？"。

他说，同学们，咱们今天的相会是今生有缘！可相会以后如何相处，我得做好准备，迎接考察，迎接你们对我的考察，所以我要做好准备！这就好比你们是参观团要到展览馆参观考察，我是展览馆的说明员，你们的收获如何是不是取决于说明员？

一般参观团去考察之前，大部分人已经听到过推荐或介绍，已经有了感性认识才到展览馆现场体验，事实就是如此。

现在，你们已经有了一定的理论基础，是带着感性知识到临床实践中来，一是体验病人的痛苦，二要你们要想办法解决病人的困难。当说明员的只能给你们牵线搭桥做个向导，就好比打仗一样，实战就靠你们自己！

今天你们来了，准备考察我，我倒要先做个调查。你们先问一下自己：为什么学中医？

这时，同学们有的交头接耳，有的目瞪口呆……

老师接着说，这个问题我在以前的学生中也做过调查，有不同的回答，大致有三种说法。有人说，当大夫是个"好职业"，坐在办公室里，不用出力不晒太阳；有些人说当大夫"有地位"，受人尊重，上至官员下至百姓，都离不了医生；还有人说，当大夫是为了"救人"。

到底哪种说法最正确，你们可以考虑。

同学们都在热烈地讨论。有的说，都说得有道理；多数人说，第三种说法对；还有些人让老师说答案……

老师说，我再给大家讲一个真实的故事：

以前，有个记者外出采访。

有一天，这位记者经过一个建筑工地，问那里的石匠们在干什么？三个石匠有三个不同的回答：

第一个石匠回答："我在做养家糊口的事，混口饭吃。"

第二个石匠回答："我在做整个国家最出色的石匠工作。"

第三个石匠回答："我正在建造一座现代化大城市。"

通过调查，三个石匠的回答给出了三种不同的未来，第一个石匠说自己做石匠是为了养家糊口,这是有短期目标导向的人,只考虑自己的生活需求,没有大的抱负;第二个石匠说自己做石匠是为了成为全国最出色的匠人,这是职能思维导向的人,做工作时只考虑本职工作,只考虑自己要成为什么样的人,很少考虑组织的要求;而第三个石匠的回答说出了目标的真谛,这是经营思维导向的人,这些人思考目标的时候会把自己的工作和组织的目标关联起来,从组织价值的角度看待自己的发展,这样的员工才会获得更大的发展。

当时有人评论说,第三个石匠一定是一个管理者,因为他用自己的工作影响着组织的绩效,他在做石匠工作的时候看到了自己的工作与建设大城市的关系,这种人的想法难能可贵!

三年后,记者又专程来这里做其他采访,发现原来凄凉的野郊,已经变成了楼房林立、街道纵横的闹市。正好在路边又遇到石匠在做工,于是他前去打听,正是原来三年前的第一个石匠,还在工地做工,干扫尾工作。问起那两个伙伴,他说,第三个石匠已经是城市建设的总工程师,每天忙得不可开交,早已调到外地工作,半年前来视察工作,专门看了我一次,同时把第二个石匠带走了,说他是个骨干,带他去建设另一个城市,以后再也没见过。

这个故事说明了什么?

它确切地告诉我们当一个人的目标与组织的目标越一致,这个人的潜能发挥就越大,自己就越有发展前途!

同学们,你们听了有没有启发?

同学们,你一言我一语,兴致勃勃地在议论……

老师说,这个故事虽然对我们来说不十分确切,但会告诉我们一个真理——"每个人都有自己的目标"!

他接着说,我们学员的答案不能说错,只是认识问题的起点不同,也可以说是立场有别而已。那结果为什么不一样呢?这又说明一个道理——同样做事,是认真做事还是用心做事,结果一定会有不同!下面我再讲一个不用心做事的故事。

大家听说过佛家的故事吗?

有一个小和尚担任撞钟一职,每天都能按时撞钟,但半年下来主持却很不满意,就调他到后院劈柴挑水,说他不胜任撞钟一职。小和尚很不服气地问:"我撞的钟难道不准时,不响亮?"老主持耐心地告诉他:"你撞的钟虽然很准时,也很响亮,但钟声空泛、疲软,没有感召力,你知道钟声是要唤醒沉迷的众生的,而我却没有听到这样的声音。"

小和尚不过是 **"做一天和尚撞一天钟"** 而已,并没有融入一颗 **"唤醒众生"** 的心。

从这则故事中可以看到,用心与认真是两种截然不同的做事态度。

从字面上理解,认真是不马虎,以严肃的态度或心情对待;用心是集中注意力,精心专注。

常言道:"做事要做好!"那什么是"做好"?我的理解是"认真做事只是把

事情做对，用心做事才能把事情做好"，大家说对吗？

这时，同学们又活跃起来，不自主地拍起了手……

他接着讲，认真做事是做好一件事的底线，不认真做事绝对做不好事；但不用心去做事，思考问题就不会深刻，做出的事情绝对不会有所超越！也可以说用心是认真的真谛！

我们作为一个医务工作者是"治病救人"为己任，需要的是用心去做事，来不得丝毫马虎！

说到这里，有位同学抢先说，老师讲得好，我们都爱听故事……您的话很通俗意义却深远！我深受启发！

老师说，是吗，有这个效果就好，那我继续讲。

大家都知道医圣吧，你们知道他是为什么学医的呢？

这有一段话："余宗族素多，向余二百，建安纪年以来，犹未十年，其死亡者，三分有二，伤寒十居其七。感往昔之沦丧，伤横夭之莫救，乃勤求古训，博采众方，撰用《素问》《灵枢》《难经》《阴阳大论》《胎胪药录》，并平脉辨证，为《伤寒杂病论》合十六卷，虽未能尽愈诸病，庶可以见病知源。"

张仲景就是因为："感往昔之沦丧，伤横夭之莫救，乃勤求古训，博采众方。"不为良相而为良医！

还有近代名医——岳美中为何学医的故事！

岳美中出生在河北省滦县一个贫苦农民家庭里。父亲早年扛活，后来靠种几亩薄田兼做挑担叫卖支撑家计。兄妹五人，他是老大。八岁时，父母看到美中体弱多病，难务耕事，也为将来添个识文断算的帮手，咬咬牙送他上学，东挪西借地供他读了八年私塾。他看家里作难，跑到滦县县城考进半师范讲习所学了一年多。十七岁当小学教员，一面教书，一面随乡居的举人李筱珊先生学习古诗文词。

一九二五年夏，听说梁任公、王静庵创办清华国学研究院，又和裴学海等几个同乡一起重温经学，兼研小学、史学，准备投考。暑期应试落榜。虽然受了一次打击，他却更加发愤读书，每日教书、写稿、苦读并进。不久，累得吐了血。某医院诊为："肺病已深，非短期可治。"考学无望，教职也被辞了，真觉得眼前的路一片漆黑，大难将临，几无生趣，又不甘心那样死去。难道医学对肺病真的没有办法吗？于是他萌发了学习中医的念头之后买了《医学衷中参西录》《汤头歌诀》《药性赋》和《伤寒论》等书，边读边试着吃药。一年多田野间的生活，休息为主，吃药为辅，肺病竟慢慢地好起来了。中医确能治病，他于是决心学医，自救救人，走上了医学之路，并成为当代名医！

有学员问，老师您是为何学医的，可以介绍一下吗？

当然可以，这还要从小时候说起。我有个幼稚的笑话。

我大概四五岁时，就看见奶奶总喝黑糖（汤）水。我问妈妈，奶奶喝的是什么？她告诉我奶奶身体不好，吃不下饭只能喝汤（糖）水。

我又问，糖水好喝吗？

她说，这汤水是苦水，不是甜水，不好喝！

我听姐姐说糖水很甜很好喝！我心里想妈妈是否在骗我，她故意不让我喝。我趁妈妈不在眼前，悄悄地喝了一小口，这下可坏了，我哭笑不得，嘴里真不是滋味，赶快找了点凉水喝。妈妈看见了问我，怎么喝凉水？我也不敢说实话，只说我口渴。从此，有人让我喝糖水，我再也不喝了。大人们还笑我，这孩子不知道糖水甜！

另外主要一点，当我看到奶奶发病时的憔悴，听到她的呻吟，还看到爸爸不断请大夫，忙着跑腿抓药，妈妈忙着熬药，奶奶每天喝着苦水，我的内心很难受！

后来，母亲也得了病。她每天吐痰、咳嗽，吃不下饭，还坚持干农活，直到下大雪，病倒在床，爸爸不在家，只有我和母亲相依为命。

我心急如焚，四处求医。先后找了八位大夫，有时候用药暂时缓解，有时候不见微效，无奈只能把母亲送到县医院。找了一位名老中医，拍了胸片，化验了痰液，经过全面诊断，大夫说需要住院治疗，母亲不同意住院，老中医说：那你先拿些药回家服用后观察观察。大夫开了5剂中药和一些西药。回家第2天病情好转，5天后，母亲想吃东西，精神大有好转，我很高兴！于是我又多次步行到县医院给妈妈买药，每次买5天的药回来。就这样坚持了1个多月，我妈妈的病完全好了。后来，她经常说中药还是能解决问题的，你长大了能学中医该多好啊！从此以后，在我幼小的心灵里埋下了热爱中医的种子。中学毕业后我如愿上了中医学校。

当我步入了中医门，才知道自己选择的路是正确的！

大家知道为什么正确吗？

同学们都摇头。

老师说，大家都知道我国有四大发明，但还有个最大的发明人们常无明论。其实，中医药学应该是中国的第一大发明，其意义远远大于我国指南针、造纸、印刷术和火药四大发明。

中医药学是中国的原创性医学，与中华民族历史一样悠久，不仅为中华民族的繁衍生息做出了不可磨灭的贡献，亦为世界人民的健康事业做出了一定的贡献！被视为中华民族的国粹。中医药学的优势主要有以下几个方面：

1. 中医可以治未病，讲究养生保健，防患于未然。

中医古人云："上医医未病之病，中医医欲病之病，下医医已病之病"，不仅是防病于未然，更是养生保健，使人健康长寿，不得病无疾而终，识为善之善者之策也。

扁鹊是名医，在中国可谓无人不知无人不晓。然而，扁鹊说，他们兄弟三人，大哥医术最高，治病于病情发作之前，一般人不知道他事先能铲除病因；二哥医术次之，治病于病情初起之时，一般人以为他只能治轻微小病；自己医术最差，只能治病于病情严重之时。

昔有故事，劝人把烟囱旁的柴草搬走或把烟囱改改道，以防失火，无人重视。后来失了火，邻居来救，被烧得焦头烂额，才被当上宾招待。是谓"**曲突徙薪无恩泽，焦头烂额为上宾**"，反映了人们对医未病的无知和不重视。

众所周知，一块钱的预防相当于十块钱的医疗，但中医的养生远高于平常所说的预防。养生的意义大于预防。遗憾的是，生活在现代小康社会中的人们，却忽略了中医的养生思想和理论。

2. 中医非药物疗法可以养生、保健和治疗，为中医所独有。

中医不仅用药，还有各种非药物疗法：砭、针、灸、导引按跷、拔罐、刮痧、按摩、点穴等。中医这些非药物疗法，人人可以学会一招半式，而且可以随时应对某些疾病，受益终生。

各种非药物疗法可以养生，也可以治疗各种疾病，疗效甚好。非药物疗法与用药一样，也是调动人体的免疫力，提高自身康复能力。中医说治病求本即可保元气，有元气则生。

3. 中医擅长治疗慢性病、老年病和疑难杂症。

中医不仅能治常见病、多发病，而且对慢性病、老年病、疑难杂症非常有效，对于这些多因素疾病，现代医学没有很好的办法，而防治这些疾病，正是中医的优势。例如，中草药配合安宫牛黄丸治疗脑出血，心力衰竭，肺衰竭，肾衰竭，多因素疾病的报道不鲜。

现在我国已经进入老龄化社会。真正发挥中医防治慢性病、老年病、疑难病的优势，则可解决老龄化社会的医疗保健问题，使这些为社会做出过重大贡献的老年人健康长寿，安享晚年。

西方国家已经认识到，他们对于慢性病、老年病、多因素疾病几乎是束手无策，而且认识到中医擅长治疗这些疾病。美国总统医疗顾问方励培先生2005年底来我国在科技部也讲到，中医适于治疗慢性病，而且承认他们自己在这方面没有优势。

4. 中医药的优势也可治疗急性病和防治外感热性病。

中医治疗急性病由来已久。扁鹊使虢国太子起死回生之事几乎妇孺皆知。一些人总认为中医是"慢郎中"，其实中医也擅长治疗急性病。董建华教授说过："我国历史上的名医都是治疗急症的能手。"他在治疗流行性出血热、急性肺炎、急性肾衰竭、上消化道出血、心肌梗死、急性胰腺炎、乙型脑炎、外感高热等急重症方面，都已取得了很好的效果。

所谓外感热病，即西医说的病毒性传染病，如 SARS、艾滋病、禽流感等。迄今为止，现代医学对此没有有效疗法。西医要杀灭病毒，苦于没有找到合适药物；疫苗似乎是个好的预防办法，遗憾的是，大多数情况下，病毒变异太快，疫苗研制的速度无法跟得上病毒的变异。而且疫苗有毒副作用，有的孩子一打疫苗就像得了感冒一样折腾一个星期。

中医从来不主张杀灭病毒，而是主张调动人体的自身康复能力。中医从来不怕病毒，也无须弄清病毒是什么样子，只需扶正祛邪而已。中医这一优势是世界其他医学所不具备的。这也是中医治疗急性病、外感热病的优势。

5. 中医内涵中有预测未来疾病的发生、性质、趋势的优势，为中医所独有。

中医预测学说，是运用五运六气的基本原理，解释气候变化的年度时间规律及其对人体发病的影响。天气的变化对人健康的影响是很重要的。故《素问》说："不知年之所加，气之盛衰，虚实之所起，不可以为工矣。"《儒门事亲》亦曰："治不明五运六气，检遍方书何济。"过去，人们根据五运六气预测来年气候对人体健康的影响，属湿则备燥湿药等；是为司岁备药，由来久矣！

诸如此类，乃中医之精华，借之可以预测未来年份疾病的性质和发展。

6. 中医简便廉验。

中医与西医相比，中医的另一优势是简便廉验。"简"是指中医能化繁为简，只需望闻问切即可确定病情，辨证论治，所谓"大道至简"；"便"是可以就地取材以及所施手法方便，所谓"天生万物，无一非药石"之谓；"廉"是中医治疗费用少，往往是现代医学治疗费用的十分之一甚至百分之一；"验"则是中医疗效好。

最后，老师说，我之所以选择中医、热爱中医，是因为中医是中华民族的国宝；也因为她有六大优势之所在。我们作为华夏子孙，继承发扬祖国医学，义不容辞责无旁贷！

在座各位情况各异，不论大家来自何方，也不管什么理由选择了学中医，我觉得你们很有福气，因为几千年的传统医学可以治病救人，能够促进人类繁衍昌盛。我们既然做了优秀的选择，就应该备加珍惜，就应该用心为医。我建议为医过程始终坚持两点：一是要把全心全意为人民的健康服务当作神圣的重任；二是要努力学好医学知识，多读书，勤实践，广拜师，谦请益，就能当好中医大夫。

思考题

1. 祖国医学有哪些优势？
2. 你知道为什么说祖国医学是中华民族的国粹？
3. 试说，你为什么学中医？

扁鹊的故事

扁鹊（公元前407—310年），真实姓名秦越人，又号卢医。他为什么被称为"扁鹊"呢？因为医生治病救人，走到哪里，就为哪里带去安康，如同翩翩飞翔的喜鹊，飞到哪里，就给那里带来喜讯。因此，古人把哪些医术高明的医生称为扁鹊。秦越人在长期医疗实践中，刻苦钻研，努力总结前人的经验，大胆创新，成为一个学识渊博，医术高明的医生。他走南闯北，真心实意地为人民解除疾病的痛苦，获得人民普遍的崇敬和欢迎。于是，人们也尊敬地把他称为扁鹊。

扁鹊善于运用四诊，尤其是脉诊和望诊来诊断疾病。《史记·扁鹊仓公列传》中记述了与他有关的两个医案：一个是用脉诊的方法诊断赵简子的病，一个是用望诊的方法诊断齐桓侯的病。

有一次，扁鹊到晋国，晋国卿相赵简子由于专心国事，用脑过度，突然晕倒，5天不省人事。大夫急忙召扁鹊诊治。扁鹊按了脉，从房里出来。详细探问病情，扁鹊沉静地说："病人的脉搏照常跳动，不必大惊小怪！不出三日，他就会康复的。"果然过了两天半，赵简子就醒过来了。准确地用切脉诊病是扁鹊的首创。

又有一次，扁鹊路过齐国都城临淄，见齐国的国君齐桓侯气色不好，就断定他已经生病了，说："你有病在肤表，如不快治，就会加重。"桓侯听了不以为然，说："我没病。"扁鹊见他不听劝告就走了。这时，桓侯对左右的人说："凡是医生都是贪图名利的。他们没有本事，就把没有病的人当有病的来治，以显示本领，窃取功利。"过了5天，扁鹊又来见齐桓侯，作了一番观察之后，对齐桓侯说："你的病到了血脉，不治会加重的。"桓侯听了很不高兴，根本没有把扁鹊的话放在心上。再过5天，扁鹊又来见齐桓侯，经过细致的观察，严肃地对他说："你的病进入肠胃之间，再不治，就没救了！"齐桓侯听了很生气，当然也没有理睬扁鹊的话。等到扁鹊第四次来见桓侯，他只瞥了一眼，就跑开了。齐桓侯发觉扁鹊不理睬自己，就派人询问。扁鹊说："病在肤表，用汤熨可以治好；病进入血脉，用针灸可以治好；病到了肠胃，用酒剂也能治愈。如今齐桓侯的病已经深入骨髓，再也没法治了，我只好躲开。"又过了5天，齐桓侯果然病重，派人请扁鹊来治，扁鹊早已逃离齐国，而齐桓侯因误了治病时机，不久也就死了。早在两千四百多年前，扁鹊就能从齐桓侯的气色中，看出病之所在和病情的发展，这是很不简单的。

扁鹊用一生的时间，认真总结前人和民间经验，结合自己的医疗实践，在诊断、病理、治法上对祖国医学做出了卓越的贡献。扁鹊的医学经验，在我国医学史上占有承前启后的重要地位，对我国医学发展有较大影响。因此，医学界历来把扁鹊尊为我国古代医学的祖师。

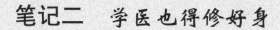

笔记二　学医也得修好身

常言说得好：赢家是行家，要想成为赢家必先练成行家，练好行家就得先修身。学中医同样须修身，就是要练好功底才行。

老师说，如果没有功底的人也学不好中医。

我给大家讲个笑话，1962年支援三秋，我下乡到一个革命老区的农村，村子就在半山腰，那里是七沟八岭羊肠小道陡坡多，农民运输担挑较少扛东西居多，这里也是地方病大骨节病的高发区，患脚腿疼痛的人比较多。

那时候人们的生活还比较困难。我们到了那里，村里的赤脚医生带了几个人来看病，其中有两三个脚痛的病人。赤脚医生顺便给我介绍说，这几个病人家里的生活条件不太好，整天吃的是高粱面，所以她们的脚上都爱生病。

病人走了，我又问那赤脚医生。你说那几个病人都是因为吃了高粱面得了脚病，你有什么理论依据？

他说，我学过《黄帝内经》，内经里说的，"膏粱之变，足生大疔"吗！

他又反问我，我想你也学过《内经》吧！

我说，知道点。

我问他，你是哪里毕业的？

他说，我是小学毕业，村里需要赤脚医生，我报了名，在县卫校培训了一年，回来就在村里干了起来。

我又问，都学了些什么课程？

他说，中、西医都学了。先学西医内、外、妇、儿，后学中医、中药、针灸、按摩，把脉现在还不太好……

我说，你学得东西还不少嘛！

但没有语文功底常误解，就会闹成笑话，老师对我们说。由此可见没有功底的人是学不好中医的。

学员问，哪些人学中医不难？

1. 哪些人学中医不难

这是我要说的第一个问题。

欲要学好中医首先要有中国文化的功底，学中医就会很轻松。有句俗话说得好"秀才学医，笼中抓鸡。"

有些人抱怨中医太难学，觉得越学越糊涂。有些人却越学越轻松，越觉得有趣味。其因何在？

这和每个人对学习中医的理解程度不同有关，就好像练习武功，有的人练的身强体健，有的人却练坏了筋骨！

其根本原因还是对中国古代文化学习甚少，理解能力欠缺。

若能从中医药学校毕业出来的就是高起点，若是自学那么有高中水平也容易学。否则就得补点课，要补古代汉语，可以把《医古文》认真读一读；还应该补充中国文化的蒙学课，包括从哲学、社会科学、天文、自然、地理、气候、伦理学等中国传统教育的课程学起。有一本书叫做《中国传统文化》的，可以读一读，看了就能了解一下中国文化的概貌，对学中医大有好处。

通过这些，就可以了解中国的传统文化发展过程，了解中国传统文化的特征，特别是重点掌握中国古代哲学发展历史。使我们知道中国文化的特征，它与西方文化有什么区别？在什么文化背景下，产生的中医学？在理论上，它有什么特点？通过读这些书，掌握这些知识，初步了解了中国人的思维方式，也就是中国传统文化所决定的中国人的科学思维方式，和西方人的科学思维方式是截然不同的。只有掌握了中国文化的科学思维方式，才能把中医学好。

我们分析，古代名医大多是读书出身的文人。如华佗，能兼通数部经书；孙思邈精通百家学说，擅长谈论老子、庄周；张仲景为长沙太守，精通经史；李时珍，读书十年，不出户庭，博学等。

当代名医如蒲辅周，出生于中医世家，自小苦读经书和医经，18岁开诊所应诊，为中医事业鞠躬尽瘁，终成一代名医。

岳美中，出生在河北省滦南县小岳各庄的贫苦农民家庭。从8岁起，读了8年私塾。他学习刻苦，四书五经皆能背诵。17岁充任小学教员。他于教学之余，随乡居举人石筱珊先生学习古文诗词，奠定了深厚的文史学基础。1925年，为赴梁任公王静庵创办的清华国学研究院之考，岳美中积劳成疾，肺病咯血，教师职务也被辞退。岳美中在养病中萌发了学习中医的念头，乃购得《医学衷中参西录》，《汤头歌诀》《药性赋》和《伤寒论》等书，边读边试着服药。经过年余的休养和服中药，肺病竟获痊愈。他亲自体验到中医确能治病，于是决心钻研医学，自救救人。在滦县司各庄开设小药铺，取名《锄云医社》，自此开始行医。由于医术精湛，善用经方治大病，中华人民共和国成立后，他从事中医医疗和教学工作，是当代的中医学家。

邓铁涛，出生于一个中医家庭。少时苦读多种经书。1932年16岁就读于广东中医药专科学校，由于成绩优秀，毕业后留校任职育人。1962年、1979年两次获广东省政府授予"广东省名老中医"称号。95岁仍给研究生讲学。誉为广州中医药大学终身教授，博士生导师，中华中医药学会常务理事，全国名老中医，亦尊称为中国中医界的泰斗。

诸如此类，不胜枚举，总之，只要努力必成名医！

说到这里，有学员问老师，如何学好古汉语？

2. 如何学好古汉语？

如何学好古汉语？是我给大家说的第二个问题。

老师热情地说，下面我节选《伤寒论》原序为例，简单说一说怎样学习古汉语。

[原文]但竞逐荣势，企踵权豪，孜孜汲汲，惟名利是务，崇饰其末，忽弃其本，华其外而悴其内。皮之不存，毛将安附焉？

[译文]只是竞相追逐荣华权势，仰慕权贵豪门，迫不急待地追求名利地位。重视讲究名利荣势等末节，忽视轻弃身体这个根本。使其自己的外表华美，而使身体憔悴。皮肤都不存在了，毛将依附在哪里呢？

本节重点注意的几方面：

（1）用字方面（节外例）：古今有通假字，如"卒"与"猝"通用，乃卒然遭邪风之气。

（2）词语解释方面：企踵——踮起脚跟，喻为"仰慕"。

孜孜汲汲——急急忙忙，迫不及待貌。

（3）语法方面：

1）词类活用：（使动用法）如，华：使……华丽。华其外；悴：使……憔悴。悴其内。

2）特殊语序：宾语前置。如，毛将安附焉？等。

学习古汉语，只要抓住字、词、句、语法等要点，就好理解了。

学古汉语的目的在于古为今用，那就要明其理知其意，方可运用。如何读懂学会古汉语？我自己认为，要从四个方面去努力：

①树立历史观点学习古汉语。我们都知道语言是发展的，它随着历史的变迁而变化，但同时它也不可能变化得很大，因为它一方面有发展，一方面还有它的稳固性。因为有继承，所以几千年前的汉语和现代汉语有许多共同处，这是继承的一方面，但它也有发展的一方面，这就是古代汉语和现代汉语有所不同。因此，我们学习汉语首先须树立历史观点，知道它的时代背景，有相同，有不同，有继承，才有发展，这对我们学习汉语是有很大好处的。

②学习掌握文言文基础知识。文言文的基础知识包括：文言实词、文言虚词、文言特殊句式。一方面听老师讲，主要是要学会查字典。多记多背，练好基本功，这是学习古汉语的重点。掌握词类活用和文言特殊句式是为了更好地理解文意。

③了解运用文言文翻译方法。文言文翻译方法一般有直译、意译两种。所谓直译，是指用现代汉语的词对原文进行逐字逐句地对应翻译，做到实词、虚词尽可能文意相对。直译的好处是字字落实；其不足之处是有时译句文意难懂，语言也不够通顺。所谓意译，则是根据语句的意思进行翻译，做到尽量符合原文意思，语句尽可能照顾原文词义，因古今时代有别尽量做到古今意义兼顾。意译有一定

的灵活性，文字可增可减，词语的位置可以变化，句式也可以变化。意译的好处是文意连贯，译文符合现代语言的表达习惯，比较通顺、流畅、好懂。其不足之处是有时原文不能字字落实。这两种翻译方法，初学者当以直译为主，意译为辅也可以。

④在读懂文言文，把握文章内容的基础上，及时总结文言知识点，总结阅读技巧，提高文言文学习能力。可以按照文言基础知识将课文知识点归类，同时按照文体特点总结阅读技巧，做到举一反三，从而达到古为今用的效果。

以上只是个人的观点，仅供参考。

第三个问题，说一说是如何提高中医理论基础，就是说得找到中医的渊源，也是我们学习和继承中医需要掌握的知识。

3. 中医的渊源

中国文化源于易经，中医亦源于易经！

（1）何谓《易经》？《易经》原称《周易》，是我国一部关于宇宙变化的古代哲学名著，也是世界最为智慧的书籍。汉以后尊《易经》。后世诸家誉《易经》是"群经之首""诸子百家之源""大道之源"，可称之为中华文化的总源头，经典中之经典，哲学中之哲学，智慧中之智慧。

《周易》，周：周密，周详，周流不息，往复循环，生生不息之意。易在《说文解字》中说：日月为易，象阴阳也。现代话说，日、月二字合成"易"，象征阴阳的变易。《系辞》又云："'易'与天地准，故能弥纶天地之道。一阴一阳为之道……"由此可知《易经》是阴阳的起源，祖国医学离不开阴阳，所以说也是中医学的起源。

（2）什么是"医易同源"？历代很多医家即有"医易同源""医源于易""医易相通"的观点，说明中医与易经有着极为密切的联系。易经中的相象思维，阴阳的概念，有关物质运动变化的观点，在中医理论中都有深刻的体现。如唐朝大医学家孙思邈曰："不知易，不足以言太医。"我们纵观古今中医的发展，从其理论的形成到建立、完善可以看到它离不开传统文化这块肥沃的土壤。中医之所以如此博大精深就源于其有着深厚的传统文化底蕴。所以说我们要学好中医，用好中医，掌握相象思维这一独特的辨证思维方法是很必要的。

中医的理论基础与中国古代的哲学思想是相通的，"医易同源"就是对这种相通性的一种客观认识。中医的理论经典《黄帝内经》成书于战国至两汉之间，充分汲取了《易经》的精华，并把它创造性地和医学相结合，使中医成为了一门具有很高哲理水平的自然科学。其中的阴阳五行学说、气化学说、经络学说、脏象学说、药物归经、药的升降沉浮、四气五味，五运六气学说、子午流注学说等，都与《易经》有着深厚的渊源。特别是阴阳五行学说，它直接来源于《易经》，并在中医理论中得到了详尽的发挥。

中医的这种整体思维特点则来自于《易经》的天人合一的整体观。与西医把人体视为一个孤立的封闭系统与其生存环境中的致病因子相抗衡的主体思维模式不同，中医则把人体看成是一个与外在世界的变化对立统一的开放系统，在这个系统中，内在各个部分之间的不平衡被认为是人体疾病产生的根本原因，疾病的发展则是阴阳失调，邪正斗争的过程。中医重视机体的内因，有"邪之所凑，其气必虚""正气存内，邪不可干"的观点，所以中医学认为治病就是调整阴阳，扶正祛邪，调节人体各部分之间的平衡，从而避免人与自然变化之间矛盾的激化。

中医的这种古老而独特的整体思维方式来自《易经》，也对现代人体科学的研究有着非常重要的启迪作用，认真地探讨人体内部与外部，生物与环境之间的复杂关系，也越来越受到现代生命科学研究领域的重视。

（3）究竟周易与中医有哪些关系？我觉得主要有以下几方面：

1）《周易》的"天人相应"与中医的整体观一致。"天人相应"是《周易》哲学思想的精髓，《本卦·彖传》即蕴涵这一奥义："天地盈虚，与时消息，而况于人乎？"人与自然是一个统一的整体，自然界是人类生命赖以生存的外在环境。人类应适应自然界的变化而变化，才能做到颐养天年。中医的整体观是关于人体自身及人与环境之间的统一性，完整性和联系性的认识，包括了人与自然环境的统一性和人与社会环境的统一性，同样也是从天人合一的整体观出发，所以研究医学就应当上知天文，下知地理，中知人事。这是中医临床辨证必不可缺的素材。

2）《周易》一阴一阳之谓道与中医阴阳学说一致。《周易》和《内经》都认为：阴阳普遍存在于万事万物之中，阴阳的对立统一，是调畅和谐事物的存在、发展、变化的条件，《周易》认为阴阳是矛盾双方对立统一的，包括对立，联系，消长进退，穷极必反。它不仅反映了事物发展的规律，也是一个哲学的规范。而在《内经》中阴阳既是哲学范畴，也是医学范畴。如《内经》云阴阳对立："阴盛则阳病，阳盛则阴病。"阴阳互根："阴在内，阳之守也。阳在外，阴之使也"阴阳消长："冬至四十五日，阳气微上，阴气微下。夏至四十五日，阴气微上，阳气微下。"阴阳转化："重阴必阳，重阳必阴。"等。

阴阳学说也贯穿于中医的理、法、方、药之中，一直有效地指导着实践，其重要性如《灵枢·病传》所言："明之阴阳，如惑之解，如醉之醒。"可见阴阳学说是理解和掌握中医学理论体系的一把钥匙，学医一定要掌握。

3）《周易》中的"象"与中医脏象学说一致。《周易》"象"思想贯穿于《内经》理论体系之中，是《内经》核心理论——脏象学说形成的基础，也是中医学基本方法——取象比类的基础。

《周易》讲："仰则观象于天，俯则察法于地，观鸟兽之文与天地之宜，近取诸身，远取诸物。"中医正是运用了这种观象取象的方法，因为中医不是建立在解剖生理学基础上的，而只能运用这种意象思维方式。如中医运用五行归类模式，形成了以五脏为核心的人体内外环境的五行系统，中药的四气五味，升降浮沉等。

大凡医易汇通之处皆是二者精华之所在。中医能存在数千年而不衰，也正是由它自身的特点——天人合一，整体观念所决定的。

总之，我们只要修练好以上这些基础，那么学习中医即易如反掌手到病除，何愁不成名医！

思考题

1. 学中医需要什么基础？
2. 你打算如何学好医古文？
3. 你对中医的渊源了解多少？

华佗拜师的故事

东汉末年，7岁的华佗到一位姓蔡的医生家里去拜师学艺。见过师傅之后，华佗规规矩矩地坐在那里静听老师的吩咐。蔡医生技术精湛，前来拜师的人很多。蔡医生想收一个聪明的孩子为徒弟，决定先考考他们。他把华佗叫到跟前，指着家门前的一棵桑树提了一个问题："你瞧，这棵桑树最高的枝条上的叶子，人够不着，怎么才能采下桑叶？"

"那就用梯子呗！"

"我家没有梯子！"

"那我就爬上去采！"

"不！你能够想出别的办法吗？"华佗找来一根绳子，在绳子上系了一块小石头，然后将它往最高的树枝上抛。绳子将那根树枝拉了下来，华佗一伸手就把桑叶采了下来。"好，很好！"蔡医生高兴地点点头说。过了一会儿，他们看见院子里有两只山羊在打架。几个孩子去拉，结果都没有拉开。

"你能让那两只羊不再打架了吗？"华佗围着桑树转了一圈，拔了一把鲜嫩的绿草。他把草送到山羊面前。这时，山羊的肚子也饿了，见了草就顾不上打架了。"你真是一个聪明的孩子，我很高兴当你的老师！"后来，华佗成了一代神医。凡事善于开动脑筋，一切问题都会迎刃而解。若是知难而退，只会使自己变得更加平庸。

笔记三 学习《内经》首阴阳

同学们，我们前面谈了中国文化，那是中医入门前的基础。进了中医门还要学行业基础。今天我们开始讨论中医基础，祖国医学几千年来，医书汗牛充栋，我们从哪里学起呢？按照前人的经验应该从《黄帝内经》开始。

1. 《黄帝内经》是什么样的书

《黄帝内经》是我国医学宝库中现存成书最早的一部医学典籍。它总结了春秋至战国时期的医疗经验和学术理论，并吸收了秦汉以前有关天文学、历算学、生物学、地理学、人类学、心理学知识，结合当时哲学和自然科学的成就，运用阴阳、五行、天人合一的理论，对人体的解剖、生理、病理以及疾病的诊断、治疗与预防，提出了比较系统的理论认识，做了比较全面的阐述，确立了中医学独特的理论体系，成为中国医药学发展的理论基础和源泉。迄今，在祖国医学诊治方面仍具有重要的指导意义。

有学员问，《黄帝内经》中内容那么多我们该从哪里学起？老师说，先从根本学起。

学员又问，什么是中医之本？老师说，中医之本首阴阳！

如《素问·阴阳应象大论》指出"阴阳者，天地之道也，万物之纲纪，变化之父母，生杀之本始，神明之府也。治病必求于本。"这段话提出了诊治疾病必须以阴阳为根本，这样一个鲜明的观点，架设了医学理论与阴阳学说之间的桥梁，使阴阳学说贯穿在《黄帝内经》全书之中，指导着中医学的发展。

学员问，古人说得太含蓄了，究竟什么是阴阳？

2. 何为阴阳

老师说，所谓阴阳，是中国古代哲学中用以概括事物对立统一关系的一对范畴。

阴阳概念的起源很早，它萌生于夏商，理论成熟于战国与秦汉时期，是古人对自然现象长期观察并加以归纳、抽象的产物。《易传》的"一阴一阳之谓道"已确立了阴阳理论。

古贤早就认为阴阳是自然界相互关联的某些事物或现象对立双方的概括；在一定的范围内，阴阳既可以代表两种相互对立的事物或势力，又可用以分析同一事物内部所存在的相互对立的两个方面；并且认识到，阴阳矛盾的对立统一关系是普遍存在的，这种普遍性表现为不论事物或现象之间的关系多么复杂，都能纳入到阴阳这两个范畴中去。用这种朴素的对立统一思想和方法，观察和认识世界，解释自然现象；通过观察认识到世界是物质的，物质世界对立统一的阴阳两个方面的相互作用贯穿于一切事物之中，是一切事物运动和发展变化的根源及其规律。我们要知道的是，认识世界的关键在于分析阴阳之间的相互关系及其变化规律。

我们要了解的是，阴阳学说渗透到中医学中，成为中医学理论体系的基石，形成了中医阴阳学说的基本概念。在中医学中，按照阴阳在自然界的根本规律，阴阳标示着事物内在本质属性和性态特征的范畴，既标示两种对立特定的属性，如明与暗、表与里、寒与热等，又标示两种对立的特定的运动趋向或状态，如动与静、上与下、内与外、迟与数等。使阴阳学说贯穿于中医学的各个领域，它是中医学的理论工具和方法论，决定着中医家们的思维模式，指导着临床医疗实践。

总得来说，事物和现象相互对立方面的阴阳属性，是相比较而言的，是由其性质、位置、趋势等方面所决定的。阴阳是抽象的属性概念而不是具体事物的实体概念，也是一对关系范畴，它表示各种物质特性之间的对立统一关系。所以正如《灵枢·阴阳系日月》中说："阴阳者，有名而无形"也。

说到这里老师看到学员们目瞪口呆默默不语，好像似懂非懂！

老师接着说，下面我再举例说一说阴阳的基本概念。

阴阳是自然界中相互关联的事物或现象对立双方属性的概括，含有对立统一的观念。阴阳学说在气一元论的基础上，进一步认为天地、日月、昼夜、明暗、温凉、动静等运动变化，都是由构成万物的气，在运动过程中可以一分为二。

学员问，我们面对事物如何判断是阴是阳？

3. 怎样辨阴阳

老师说，如何判断阴阳？自然界事物都是有规律的，要掌握自然就得先了解它的规律，阴阳亦如此，我们要掌握了阴阳的特征，就非常容易判断了。

阴阳的特征大致有四个方面：

（1）阴阳属性的相关性。阴阳属性的划分起源还是从日光的向背加以引申。阳，是具有向阳特征的事物或现象；阴，是具有背日特征的事物或现象。可以说每个事物中都有阴阳。

以整体论述简单可归纳于下：

如像运动、外向、上升、温热、明亮、无形、功能、兴奋、推动、温煦的属于阳。

如像静止、内守、下降、寒冷、晦暗、有形、物质、抑制、凝聚、滋润的属于阴。

以个性特征来看：

以天地而言，天气清轻上升为阳，地气重浊下降为阴。

以昼夜而言，白昼光明为阳，夜晚黑暗为阴。

以水火而言，火性炎热而上腾为阳，水性寒凉而滋润下行为阴。

以内外而言，外部易显于阳光为阳，内部难见阳光为阴。

以功能与物质而言，功能无形而外显为阳，物质有形而内守为阴。

以物质的形态而言，气态无形为阳，固态、液态有形为阴。

总之，每一种事物都和阴阳相关，换句话说每种事物中都含有阴阳。我们要认识到阴阳在医学领域中，将对人体具有推动、温煦、兴奋等作用及特征的事物与现象，统属于阳；对于人体具有凝聚、滋润、抑制等作用及特征的事物与现象统属于阴。

（2）阴阳在事物中存在着普遍性。它是指凡属于相互关联的万事万物，或同一事物的内部相关联的内容，都可以用阴阳的属性加以归类与分析。

说到这里，回头再解释前面那句话："阴阳者，天地之道也，万物之纲纪，变化之父母，生杀之本始，神明之府也。治病必求于本。"有人清楚这是什么意思吗？

我再直译一下词义。

天地之道：自然界的法则和规律。天地，泛指自然界。道，法则、规律。

纲纪：总的为纲，分支为纪。总得来说，有纲领的意思。

变化之父母：即变化之根源。

本始：有根本的意思。

神明：是指人的神态、知觉、精神活动。

必求于本：本，这里指阴阳。人体疾病的形成是由于阴阳的失调，而治病的关键是协调阴阳，所以治病必求于本。

释义：阴阳是自然界变化的规律，是一切事物的纲领，是千变万化的起源，是生长、毁灭的根本。对于人体来说，它是精神活动的司令部。欲治病就得查清致病的阴阳。

这句话是说什么事物都含有阴阳，说明阴阳存在着普遍性。

（3）阴阳在事物中存在着相对性。事物的阴阳属性，不是绝对的，而是相对的。这种相对性表现为三个方面：

一是阴阳具有无限可分性：即阴阳中复有阴阳。例：昼为阳，夜为阴，而白天的上午与下午相对而言，则上午阳的特征不断增加，故为阳中之阳，下午太阳西斜，阳的特征渐减，故为阳中之阴；黑夜的前半夜与后半夜相对而言，则前半夜阴的特征渐增，为阴中之阴，后半夜阴的特征渐减，为阴中之阳。

二是同一事物不同程度相比较有阴阳的区别性：单一的事物在没有比较的情况下是难以辨其阴阳的，阴阳的属性只有在相比较的情况下才能确定。例如，60℃的水，同30℃的水相比较，较寒凉的属于阴；但当60℃的水与100℃的水相比较，则较温热者而属于阳。

三是阴阳具有相互转化性：即在一定的条件下，阴和阳可以相互转化，即阴可以转化为阳，阳也可以转化为阴。比如，白天属阳过了午时（中午12点）则慢慢转阴，夜里属阴过了子时（夜里零点）则慢慢转阳等。

下面我们看一下《黄帝内经》是怎么说的。

在《素问·阴阳离合论》中说："阴阳者，数之可十，推之可百，数之可千，推之可万，万之大，不可胜数，然其要一也。"

经文释义：阴阳是有名无形的，它的变化是无穷的，由一可数到十，由十又可分到百，由百可散为千，由千又可推到万，由万再推演下去，是数不尽的。但它的根本规律只有一个否阴则阳。因此说阴阳的相互作用，可以概括自然界万事万物运动变化的规律。

（4）划分事物或现象阴阳属性的原始标准。根据《素问·阴阳应象大论》曰："水火者，阴阳之征兆也。"中医学以水火作为阴阳的征象，水为阴，火为阳，反映了阴阳的基本特性。如水性寒而就下，火性热而炎上。其运动状态，水比火相对的静，火较水相对的动。则以寒热、上下、动静，如此推演下去，即可以用来说明事物的阴阳属性。划分事物或现象阴阳属性的标准是：凡属于运动的、外向的、上升的、温热的、明亮的、功能的……属于阳的范畴；静止的、内在的、下降的、寒凉的、晦暗的、物质的……属于阴的范畴。

由此可见，阴阳的基本特性，是划分事物和现象阴阳属性的依据。自然界的任何事物和现象都可以概括为阴和阳两类，任何一种事物内部又可分为阴和阳，而每一事物内部的阴或阳的任何一方，还可以再分阴阳的相对性。这种事物既相互对立而又相互联系的现象，在自然界是可大可小的也是无穷无尽的。

思考题

1. 什么是阴阳？
2. 阴阳有哪些特征？

坐堂医生——张仲景

张仲景（约公元150—219年），名机，据传当过长沙太守，所以有张长沙之称。南阳郡涅阳（今河南省南阳县）人。

张仲景自小好学深思，10岁时，已读了许多书，特别是有关医学的书。他仔细研读过《素问》《灵枢》《难经》等古代医书。《素问》说："夫热病者，皆伤寒之类也。"又说"人之伤于寒也，则为病热。"张仲景根据自己的实践对这个理论作了发展。他认为伤寒是一切热病的总名称，也就是一切因为外感而引起的疾病，都可以叫作"伤寒"。他还对前人留下来的"辨证论治"的治病原则，认真地加以研究，从而提出了"六经论伤寒"的新见解。

相传张仲景50岁左右，曾在长沙做太守。当时，他还时刻不忘自己的临床实践，时刻不忘救治人民的疾苦。但他毕竟是个大官，在封建时代，做官的不能入民宅，又不能随便接近普通老百姓。这怎么办呢？他想出一个办法，择定每月初一和十五两天，大开衙门，不问政事，让有病的群众进来。他堂堂正正地坐在大堂之上，挨个仔细地给群众治病。时间久了，形成惯例。每逢初一、十五的日子，他的衙门前就聚集了许多来自各地的病人等候看病。为纪念张仲景，后来人们就把坐在药铺里给病人看病的医生，通称"坐堂医生"。

张仲景经过几十年的奋斗，收集了大量资料，包括他个人在临床实践中的经验，写出了《伤寒杂病论》十六卷（又名《伤寒卒病论》）。这部著作在公元205年左右写成而"大行于世"。到了晋代，名医王叔和加以整理。到了宋代，才渐分为《伤寒论》和《金匮要略》二书。《金匮要略》就是该书的杂病部分。

《伤寒杂病论》是我国最早的理论联系实际的临床诊疗专书。它系统地分析了伤寒的原因、症状、发展阶段和处理方法，创造性地确立了对伤寒病的"六经分类"的辨证施治原则，奠定了理、法、方、药的理论基础。书中还精选了300多方，这些方剂的药物配伍比较精炼，主治明确。如麻黄汤、桂枝汤、白虎汤、小柴胡汤、青龙汤、麻杏石甘汤等。这些著名方剂，经过千百年临床实践的检验，都证实有较高的疗效，并为中医方剂学提供了发展的依据。后来不少药方都是从它发展变化而来。历代有关注释、阐发此书的著作很多。特别是注释、阐发《伤寒论》的著作，竟达三四百种之多。后世称他为我国经方之祖！古代医圣！他的成就影响远远超出了国界，对亚洲各国，如日本、朝鲜、越南、蒙古等国，乃至欧美等国家影响都很大。

笔记四　阴阳里面有什么

老师说，同学们，我们上一次讨论了阴阳学说的起源和性质，我们要研究阴阳学说还得搞清楚它包含哪些内容，才能说明我们掌握了阴阳，才会利用阴阳更好地为人类健康服务！

阴阳学说有哪些基本内容？我们主要从四个方面来讨论。

1. 阴阳有对立制约的关系

首先说阴阳对立的含义是什么？阴阳对立是指阴阳的双方的互相排斥、互相斗争。称之为阴阳对立。这个概念，能说明什么问题呢？阴阳的互相排斥、互相斗争，推动了事物的发生发展和变化。反过来说，事物发生发展变化的根本原因，是阴阳的互相排斥、互相斗争的结果，即阴阳双方的互相斗争、互相排斥。这里面并没有排斥阴阳之间是互相联系、互相制约的，也就是说没有统一就没有对立，对立和统一是同时存在的。

阴阳学说认为：阴阳双方的对立是绝对的，如天与地、上与下、内与外、动与静、升与降、出与入、昼与夜、明与暗、寒与热、虚与实、散与聚等。万事万物都是阴阳对立的统一。阴阳的对立统一是"阴阳者，一分为二也"的实质。讲的是一分为二、合二而一。既讲对立，又讲统一，才能推动事物的发展。

对立是阴阳二者之间相反的一面，统一则是二者之间相成的一面。没有对立就没有统一，没有相反也就没有相成。阴阳两个方面的相互对立，主要表现于它们之间的相互制约、相互斗争。阴与阳相互制约和相互斗争的结果取得了统一，即取得了动态平衡。只有维持这种关系，事物才能正常发展变化，人体才能维持正常的生理状态；否则，事物的发展变化就会遭到破坏，人体就会发生疾病。

在自然界中，春、夏、秋、冬四季有温、热、凉、寒气候的变化，夏季本来是阳热盛，但夏至以后阴气却渐次以生，用以制约火热的阳气；而冬季本来是阴寒盛，但冬至以后阳气却随之而复，用以制约严寒的阴。春夏之所以温热是因为春夏阳气上升抑制了秋冬的寒凉之气，秋冬之所以寒冷是因为秋冬阴气上升抑制了春夏的温热之气的缘故。这是自然界阴阳相互制约、相互斗争的结果。

其次说说阴阳对立的原理。在中医学里面，我们用阴阳对立的含义来说明问题，是指阴阳之间的互相排斥和互相斗争，推动了事物的发生发展变化。在中医学里面，就是用阴阳一分为二的观点和方法去认识世界，去认识生命的运动变化，去阐述生命、健康和疾病的问题。

　　在人体，生命现象的主要矛盾，是生命发展的动力，贯穿于生命过程的始终。用阴阳来表述这种矛盾，就生命物质的结构和功能而言，则生命物质为阴精，生命功能为阳气。其运动转化过程则是阳化气，阴成形。生命就是生命形体的气化运动。气化运动的本质就是阴精与阳气、化气与成形的矛盾运动，即阴阳的对立统一。阴阳在对立斗争中，取得了统一，维持着动态平衡状态，即所谓"阴平阳秘"，机体才能进行正常的生命活动。有斗争就要有胜负，如果阴阳的对立斗争激化，动态平衡被打破，出现阴阳胜负、阴阳失调，就会导致疾病的发生。

　　比如自然界，我们分析天地这样一个事物，把天分为阳，地分为阴，使它一分为二，分为天地阴阳。日和月，这样一个事物，我们用阴阳对立的观点，分日为阳，月为阴。其他以此类推。看人体，解释生命现象，说"人生有形，不离阴阳"，就是用阴阳对立的观点来看待人的形体，从它的位置，看待它的功能。因为生命是阴阳对立运动的结果。有了阴阳对立与斗争，才能够有生长壮老已的发生发展变化，所以说"人生，阴阳者，天地之道也"。从形神来看，相比较而言，我们规定形为阴，神为阳。气血相比较，规定气为阳，血为阴。饮食有气有味，说气为阳，味为阴。脏腑相比较而言，我们规定脏为阴，腑为阳。通过这些例子，说明阴阳对立的概念。用这样一个概念、观点和思维方法，来考察生命现象。四诊，察色按脉也要分阴阳。色白为阴，色赤为阳；迟脉为阴，数脉为阳；烦躁为阳，萎靡为阴，都是相比较而言的。这些例子，也旨在说明中医学阴阳学说基本内容之一。阴阳对立这个概念，反映出来的原理，告诉我们要用一分为二的观点去分析事物，去认识事物。

　　再次讲讲阴阳对立的意义。它为中医学奠定了一分为二的辩证观。中医学讲辨证论治，强调了中医学是运动的、联系的、矛盾的观点，突出表现为中医学的科学思维观。这个思维方式，矛盾分析的思维观，就是用矛盾的观点来看待事物，这个阴阳就是一分为二、相互对立的两端，用现代的术语说就是矛盾，就是用矛盾的观点来看问题，用一分为二的观点看问题，奠定了中医学的辩证观。另一方面，建立了中医学的分类方法。也是中医学一个最基本的分类方法，就是二分法。对任何事物属性、运动的状态和趋向，第一次分类，就是分阴分阳。中国古代哲学、中国古代的科学是如此，中医学也是如此。在中医学里，对事物的分类方法上，最基本的方法就是阴阳分类方法。这就是阴阳对立这个概念，它在中医学中的作用，就是奠定了中医学一分为二的辩证观；为中医学提供了二分法的分类方法。

　　总之，阴阳的对立是用阴阳说明事物或现象相互对立的两个方面及其相互制约的关系。

　　2. 阴阳有互根互用的关系

　　（1）什么叫阴阳互根？阴阳互根是指阴阳之间的相互依存、互为根据。在历代著作里，就有"阳根于阴，阴根于阳"精彩的论述，表达了阴阳之间的关系。这个定义，说明阴阳是相互依存、互为根据的关系，称之为阴阳互根的关系。

互根指相互对立的事物之间的相互依存、相互依赖，任何一方都不能脱离另一方而单独存在。阴阳互根，是阴阳之间的相互依存，互为根据和条件。阴阳双方均以对方的存在为自身存在的前提和条件。阴阳所代表的性质或状态，如天与地、上与下、动与静、寒与热、虚与实、散与聚等，不仅互相排斥，而且互为存在的条件。阳根于阴，阴根于阳，无阳则阴无以生，无阴则阳无以化。阳蕴含于阴之中，阴蕴含于阳之内。阴阳一分为二，又合二为一，即对立又统一。阴阳两者互根的关系。古人云"阴以吸阳，阳以煦阴"，也说明了阴阳是相互依存、互为根据的关系，也说明了阴阳互根的概念。张景岳又讲"无阳则阴无以生，无阴则阳无以化"，还是讲阴阳之间的互根。我们明白了阴阳之间是相互依存、互为根据，谓之阴阳互根。也可以说是"彼此相须"的关系。中医学用这种观点，阐述人体脏与腑、气与血、功能与物质等在生理病理上的关系。

（2）阴阳是怎样相互为用的？用阴阳"彼此相须"这样一个原理，使中医学从事物之间互相联系的观点去认识世界，来解决健康和疾病的问题。比如，自然界的天地、日月、水火、寒暑、昼夜、清浊、升降等。我们在讲阴阳对立的时候，讲它们之间的两端和对立，而这两端和对立，不是截然分开的，而是互相联系、互为根据，才能存在，才能构成这对事物。

比如天地，一是两端，天为阳，地为阴；二是它们之间又是密不可分，彼此相须，相互依存，互为根据的。没有天无所谓地，没有地也无所谓天，它们必须同时存在。

昼和夜也是如此！我们规定"昼为阳，夜为阴"，这一类事物，两者相比较而言，是两端，昼一端，夜一端，说"昼为阳，夜为阴"，但是它们这两端又是有内在根据的，具有普遍的联系。表现为两者必须同时存在，互为根据，互相依存，就是说必须互根。

再举升和降，我们讲气机的升降，升和降，升为阳，降为阴，讲升降的两端，讲它的对立，而同时它必须互为根据，互相依存，彼此相须，同时存在。有升无降，有降无升，都不可以，两者缺一不可。

以此类推。作为人体而言，我们上面讲阴阳对立的规律，说脏为阴，腑为阳，所谓脏腑，这两类是互根的，它不仅在属性上互相对立，而且脏和腑在同一类，脏和腑必须互相依存、互为根据、彼此相须，生命才运动才正常。说"没有脏也无所谓腑，没有腑也无所谓脏"，强调人体脏腑之间的互相联系，它体现了阴阳互根。

再说形神也是如此，形为阴，神为阳，形神统一。它们互为根据、互相依存。单纯有形、单纯有神，都不可以，必须同时存在。

气和血也是如此，气和血是中医学里面的生命物质的两大系统。有气、有血、有精、有津、有液，其中气是最主要的。血、精、津、液都是由气所派生出来的，就是经气化过程所产生出来的。气属阳，血属阴。在这个前提下，中医历代的医家，取出血与气相对。所以提出来气和血是人体生命物质的两大系统。气为阳，血为阴。气和血相比较而言，它们俩有阴阳的对待和两端，但是又讲气和血互相依存，互为根据。后面再讲气血的关系，说"气为血之帅，血为气之母"，它们之间是互相根据的，阴阳互根。

所谓气为阳，血为阴，表现为阴阳互根。就气本身，一物两体，分阴分阳，不仅要分出阴阳，气一分为二，分阴分阳，而阴阳本原于气，它们两个互相依存、互为根据、彼此相须，才能统一、表现为气的阴阳二气的互为根据，来解释生命现象。我们强调"阴平阳秘"，是什么呢？阴阳对立、阴阳互根的前提下，才能够保证"阴平阳秘"。如果没有阴阳互根，就达不到"阴平阳秘"，无所谓健康，无所谓"阴阳匀平，阴阳和合"。

《内经》云"阴阳离决""孤阴不生，独阳不长"。那么从这个"孤阴不生，独阳不长"和"阴阳离决"人之不能生存，"阴阳离决，精气乃绝"。反过来讲，生不离决，那就必须是彼此相须，互为根据，阴阳互根。从阴阳离决，又反证了"阴平阳秘"，就是阴阳互根的条件。阴阳之间，不仅要对立，而且要互为根据，才能达到"阴平阳秘"。"阴阳匀平，命曰平人"。那么阴阳不能互根，两者没有联系，就谓之离决。孤阳不可以存在，独阴也不可以存在。最后阴阳离决，人也就不能生存了。

这就是用阴阳互用的观点来认识自然、认识生命、来阐述生长壮老已的过程。

老师说，我们今天讨论了阴阳对立统一和阴阳互根互用两点内容，由于时间关系，另外两个内容我们下次再讨论。

3. 阴阳有消长平衡的关系

学员问，何谓消长？

老师说，消长是指增减、盛衰、进退的意思。所谓阴阳消长，是指阴阳之间的增减、盛衰、进退的运动变化。

学员又问，阴阳消长有什么规律呢？

老师接着说，阴阳对立双方不是处于静止不变的状态，而是始终处于此盛彼衰、此增彼减、此进彼退的运动变化之中。其消长规律为阳消则阴长，阴消则阳长。就是阴与阳之间彼此消长的规律。

比如，在自然界，一年四季有阴阳变化的节律。冬至，阳气微上，阴气微下。到了夏至，阴气微上，阳气微下。春夏期间，阳多而阴少。秋冬而阴多而阳少。这四季的更迭、变化就反映出来阴阳消长的变化规律。就是阴与阳之间在不断地进行增进、进退和发生盛衰的变化。阴阳消长反映了事物的数量的变化。自然界是如此，不仅是四季，昼夜也是如此。比如子时和午时，从子时到午时是阴消阳长；从午时到子时是阳消阴长。那么就是一天，一昼一夜，二十四小时体现了阴阳，昼为阳，夜为阴，它们不断地进行着阴阳消长的变化。就人体而言，也符合这样一个规律，人体阴阳消长的节律，有四时的阴阳，有昼夜的阴阳，它的阴阳变化要与昼夜四时的阴阳相一致。也就是说，阴阳消长这样一个规律，自然界事物之间、阴阳之间存在着彼此消长这样一个规律，那么人体也存在着这样一个消长的规律。中医的阴阳学说，就是用阴阳消长的观点来阐述人与天地之间阴阳消长的规律，来阐明生命运动的变化。阴阳双方在彼此消长的动态过程中保持相对的平衡，人体才能保持正常的运动规律。

平衡是维持生命的手段，达到平衡才是健康的特征。阴阳双方在一定范围内的消长，体现了人体动态平衡的生理活动过程。如果这种"消长"关系超过了生理限度，便将出现阴阳某一方面的偏盛或偏衰，于是人体生理动态平衡失调，疾病就由此而生。在疾病过程中，同样也存在着阴阳消长的过程。一方的太过，必然导致另一方的不及；反之，一方不及，也必然导致另一方的太过。阴阳偏盛，是属于阴阳消长中某一方"长"得太过的病变，而阴阳偏衰，是属于阴阳某一方面"消"得太过的病变。阴阳偏盛偏衰就是阴阳异常消长病变规律的高度概括。一般说来，阴阳消长有常有变，正常的阴阳消长是言其常，异常的阴阳消长是言其变。总之，自然界和人体所有复杂的发展变化，都包含着阴阳消长的过程，是阴阳双方对立斗争、依存互根的必然结果。

4. 阴阳之间有相互转化的关系

学员问，阴阳转化有什么含义？

老师说，阴阳转化是指互相转换和互相变化。是事物矛盾的双方经过斗争以后在一定的条件下，走向自己的反面。即阴可以转化为阳，阳可以转化为阴。如果说阴阳消长属于阴阳之间量的变化的话，那么阴阳转化就属于阴阳之间的质变。如果说阴阳消长属于阴阳之间变化之渐变的话，那么阴阳转化就属于阴阳之间的突变。也可以说"阴阳消长"是一个量变过程，那么"阴阳转化"便是一个质变过程。

但必须指出的是，阴阳的相互转化是有条件的，不具备一定的条件，二者就不能各自向相反的方向转化。

学员问，阴阳转化需要哪些条件？

老师说，我们前面讲阴阳转化是强调阴阳之间在一定的条件下方可以互相转化，舍此条件，阴阳不能够互相转化。在中医学里面也好，中国古代哲学也好，这个转化条件可以用两个字来表达，就是"重"或"极"。"重"和"极"，大家都知道咱们成语里有一个物极必反。物极必反强调那个"极"。在中医学里也有"重"和"极"，作为转化的条件。《素问·阴阳应象大论》提出了，"重阴必阳，重阳必阴""寒极生热，热极生寒"，阴阳之理，极则生变。用"重"和"极"作为阴阳之间相互转化的条件，没有这个条件，阴阳之间是不能够互相转化的。用阴阳转化的观点，来说明自然界和人体的运动变化。

比如，一年四季，春夏秋冬的变化，春至冬去，夏往秋来，四季的更替。春夏属阳，秋冬属阴，冬至一阳生，夏至一阴长。春夏秋冬四季运转不已。那么一年四季到了二至的时候，阴阳在二至这样的条件下，阴阳互相转化。到夏至，阳之极，阳极一阴生，由阳转化为阴，炎热的夏季结束而转入凉爽的秋季；到冬至阴极而转化为阳，阴极一阳生，寒冷的冬季结束而转入温暖的春季。昼夜也是如此，中午，日中称之为重阳，而夜半称之为重阴，由夜半再往前走，时间就进入昼，那么日中再往下走就进入到夜，这个时间范畴，也表现为阴阳在这两个点上，日中这个点、夜半这个点是阴阳相互转化的条件，在这个条件下就开始转化。

在人体生命活动过程中，在生理上，物质与功能之间的新陈代谢过程，如营养物质（阴）不断地转化为功能活动（阳），功能活动（阳）又不断地转化为营养物质（阴）就是阴阳转化的表现。实际上，人在生命活动中，物质与功能之间的代谢过程，就是阳化气，阴成形的转化过程，是阴阳消长和转化的统一，即量变和质变的统一。阴阳的消长（量变）和转化（质变）是事物发展变化全过程密不可分的两个阶段，阴阳消长是阴阳转化的前提，而阴阳转化则是阴阳消长的必然结果。

在疾病的发展过程中，阴阳转化常常表现为在一定条件下，表证与里证、寒证与热证、虚证与实证、阴证与阳证的互相转化等。

比如，在疾病的过程中，病性的转化，寒和热之间的转化，机体受病因作用以后，通过邪正交争，以病理变化的形式反映出来，那么这些病理变化用阴阳学说来分析，它有寒性的病理变化，也有热性的病理变化。中医学认为，在病理状态下这个寒性的病理变化和热性的病理变化不是静止不变的，而是不断地运动变化。在一定的条件下，寒性可转化为热性，热性也可以转化为寒性。这个观点，病理性质的寒热的不断变化，用动态的观点看它是不断地变化的，这一个观点和西医学是不同的。比如说，西医大叶性肺炎，中医看大叶性肺炎整个病理过程，疾病的性质，寒和热可以不断地发生变化，初期可以是始于热证，可以在一定的条件下，有的人就表现为寒证。有的人初期表现为寒证，那么在一定条件下他又会表现为热证。这是中医认识疾病过程中，用阴阳转化的观点来看待疾病性质的变化，体现出辨证论治的思想。它和西医不同，西医一旦这个疾病定下来以后，那么病因找出来，治疗从开始一直到最后，基本治疗方针通常是不变的。这就是用阴阳转化的观点来看待疾病过程，看待疾病病变性质的变化。证候是中医病理学的一个特有的概念，中医认识疾病的过程以证候为中心，来认识、考察疾病的运动状态。那么证候的性质在一定的条件下，是可以互相转化的，阳证可以转化为阴证，阴证可以转化为阳证。在疾病过程中，中医学用阴阳转化的观点来说明疾病属性的改变，证候属性的改变。也就是说用动态的观点，变化的观点来看待异常的生命过程与疾病过程病性的变化和证候的变化。如能明确这些转化，不仅有助于认识病证演变的规律，而且对于确定相应的治疗原则有着极为重要的指导意义。

总之，阴阳是中国古代哲学的基本范畴之一，也是易学哲学体系中的最高哲学范畴。中国古代哲学中的一些重要概念、范畴和命题都是以阴阳这一范畴为基础而展开讨论和阐释的，把阴阳当成事物的性质及其变化的根本法则，将许多具体事物都赋予了阴阳的含义。事物的对立面就是阴阳。对立着的事物不是静止不动的，而是运动变化的。阴阳是在相互作用过程中而运动变化的。阴阳的相互作用称之为"阴阳交感"，又名阴阳相推、阴阳相感。交感，交，互相接触；感，交感相应。互相感应，交感相应，谓之交感。阴阳交感表现为阴阳的对立、互根、消长和转化。

阴阳的对立、互根、消长、转化，是阴阳学说的基本内容。这些内容不是孤立的，而是互相联系、互相影响、互为因果的。了解了这些内容，进而会给同学们对阴阳学说的运用打下良好的基础！

老师又说，我最后多说几句，我们学习阴阳的基本内容有什么意义呢？其实意义有好多，今天只说一点。

就是说，阴阳学说的对立、互根、消长、转化关系，是阴阳学说的基本内容。这些概念和原理，它是构建中医理论体系的重要组成部分。它奠定了中医学用普遍联系的观点来观察世界，考察人的生命现象，考察健康和疾病的问题。确定人的生存是在天、地、人三者之间，用互相联系的观点来看待；考察生命本身，人体内脏腑经络、气血津液，以五脏为核心的五脏系统之间的关系。也是强调人体内部各个组成部分在普遍联系的前提下，最终达到"阴平阳秘"，生命过程才是正常的。疾病也是如此，在人体内部要从联系的观点，从整体到局部、局部和局部之间，用互相联系的观点来考察生命现象和疾病现象。人和自然的关系也是用联系的观点来考察。换言之，这样一个观点决定了中医学看待生命、健康和疾病的问题，不是就人谈人，不是就人体本身某个系统谈某个系统，而始终是从整体联系的角度去考察问题，它反映了中医学的系统整体的科学思维方式，也是中医所独有的。我们一定要掌握这种思维方式！

今天我们就讨论到这里，下次我们再讨论阴阳的临床运用。

思考题

1. 什么是阴阳对立的关系，有什么意义？
2. 阴阳是怎样相互为用的？
3. 什么是阴阳消长关系？什么是阴阳转化关系？
4. 我们学习阴阳基本内容有什么临床意义？

悬壶济世

《后汉书·方术列传·费长房传》记载：东汉时期，有一个叫费长房的人，经常见到有一老翁在街市上悬挂着一个药葫芦兜售丸散膏丹，凡吃过他药的病人，都有非常好的疗效。费长房便想拜老翁为师，经过仔细观察发现，这个神奇的老人每到傍晚就会回到一个酒馆，跳进挂在墙上装药的葫芦里。费长房看得真切，断定这位老人绝非等闲之辈，更坚定了他拜师的决心。于是，他便在酒店挂葫芦处备好一桌上等的酒菜，恭候老翁出来，不多时，老翁便从葫芦中跳了出来，知道费长房的来意后，便带他一同钻入葫芦中。费长房在葫芦中睁眼一看，只见朱栏画栋，富丽堂皇，奇花异草，宛若仙山琼阁，别有洞天。费长房立即磕头跪拜，拜师求教，老翁见费长房诚心求学，便收他为徒，将自己的医术传授与他。费长房随老翁十余日学得方术，临行前老翁送他一根竹杖，骑上如飞。费长房返回故里时家人都以为他死了，他此时才得知在葫芦中十余日，而世间已过了十余年。从此，费长房能医百病，驱瘟疫，起死回生，成为当时的一代名医。他为了纪念老翁，行医时总将葫芦背在身上。

后来，为了纪念这个传奇式的郎中，在药铺门口挂一个药葫芦作为行医的标志。"悬壶"也作为行医的一种代称，这里的壶，即壶卢，是葫芦的别称。从此以后，行医者便用葫芦当招牌，表示开业应诊之意。人们也因此把葫芦当作医院的标志。如今，虽然中医院大夫"悬壶"已很少见到，但"悬壶济世"这一说法保留了下来。

笔记五　中医为何用阴阳

老师说，同学们，我们通过前面讨论阴阳学说的基本内容以后，大家已经掌握了中医学的朴素、系统、辨证的思维方式，也就是说学会了用普遍联系的观点，运动变化的观点，一分为二辨证的观点，去看待事物的中医学的思维方式。在此基础上，今天我们讨论阴阳学说在中医学中的具体应用。

既然是讨论就需要大家都说话。今天我来做提示大家来讨论好吗？

同学们异口同声说，好！

老师说，对阴阳的认识，咱们先做个简单的回顾。一是所有事物和事物的属性，事物运动的趋向和状态，它们不是属阴便是属阳，所以说，阴阳为之本。其二，这种划分的标准随着时间的变化，随着条件的转移，它是可以变化的，在不同的条件下有不同的标准，就是划分事物阴阳不是一次划分结束，这相互联系的一对事物，第一次划分属阳属阴以后，它的性质不是永远如此。划分的标准可变，表现为阴阳的相对性，体现了阴阳划分的无限可分性。就物质和功能而言，我们规定物质属阴，功能属阳，但并不意味着物质永远属阴，功能永远属阳。那么由于这个划分标准是可变的，同样是物质，物质还可以分为阴阳，功能还可以分为阴阳，它体现了中医的辨证思维方式，在运动变化中考察。所有的事物都可用一分为二的方法分到底，在一定的条件下，它是发生变化的具体观察方法。大家说对吧！

同学们都点头同意！

下面具体讨论阴阳在中医学中的应用问题。主要用于说明人体的组织结构、生理功能、疾病的发生发展规律，并指导临床诊断和治疗等。

1. 用阴阳说明人体的组织结构

老师问，人体的部位有上下、有表里、有左右、有内外，你们说哪个是阴哪个是阳？

学员甲回答，比如说人体的上半身属阳，下半身属阴；上肢属阳，下肢属阴；体表属阳，体内属阴；左侧属阳，右侧属阴；外侧属阳，内侧属阴。

说得很对，说明你前面学得不错。老师又问，那人体的腰背、胸腹、胸背又如何区别呢？

学员乙回答，人体的背在上应该属阳，腰在下应该属阴；胸在上属阳，腹在下属阴；胸在前可能属阳，背在后可能属阴。

老师笑着说，胸和背说得不正确，背应该属阳，胸属阴。为什么这样说呢？因为人是由爬行动物进化而来的，如果换成爬行动物来考虑，你就会很清楚了。

老师接着问，再说脏腑、经络怎么辨阴阳呢？

学员丙回答，可能是脏属阳，腑属阴；经属阳，络属阴吧。

老师摇摇头说，这两对你应该从物质和功能来考虑。脏是"藏而不泄"的实质性脏器，是物质的应该属阴，腑是"泄而不藏"的空腔脏器，是功能的应该属阳。经和络，络属阳，经属阴，经络中的三阳经应该是阳，三阴经应该属阴。

老师又问，大家知道五脏是由心肝脾肺肾组成，用阴阳可以分成两大类，又可分成阴中之阳，阳中之阴，这又怎么区分？

学员丁说，心肺居于胸腔应该属阳，肝脾肾位于腹腔应该属阴。对于心肺来说，心应当为阳中之阳，肺为阳中之阴；对于位于下部的肝脾肾来说，肝为阴中之阳，脾肾为阴中之阴。

老师笑了，你分析得不错。他补充说，在经络之中，也含有阴阳。经中有阴经与阳经，络之中又有阴络与阳络。就十二经脉而言，有手三阳经与手三阴经之分，足三阳经与足三阴经之别。在血与气之间，气为阳，血为阴。在气之中，营气在内为阴，卫气在外为阳等。

总之，人体上下、内外、表里、前后各组织结构之间，以及每一组织结构自身各部分之间的复杂关系，无不包含着阴阳的对立统一。

2. 用阴阳阐述人体的生理功能

老师说，中医学认为人体的正常生命活动是阴阳两个方面保持着对立统一的协调关系的结果。用阴阳概括人的生理功能主要有三方面：

（1）用阴阳说明精与气的关系：老师问，哪位说一下精与气的关系，也就是物质和功能的阴阳属性关系？

学员乙回答："精"是人体生命的物质基础，应该属阴，而"气"是生理功能活动，应该属阳，二者互相依存。生理活动以物质为基础，而生理活动的过程靠气的运行不断促进物质的新陈代谢。如果人体的阴阳不能相互依存，相互为用，人的生命就会终止。营养物质（阴）是产生功能活动（阳）的物质基础，而功能活动又是营养物质所产生的功能表现。人体的生理活动（阳）是以物质（阴）为基础的，没有阴精就无以化生阳气，而生理活动的结果，又不断地化生阴精。没有物质（阴）不能产生功能（阳），没有功能也不能化生物质。这样，物质与功能，阴与阳共处于相互对立、依存、消长和转化的统一体中，维持着物质与功能、阴与阳的相对的动态平衡，保证了生命活动的正常进行。这就是物质和功能之间阴阳对立统一的关系。是否正确，请老师指导。

老师高兴地说，你说得很好。下面讨论第二点。

（2）用阴阳阐明生命活动的基本形式：他接着说，前面说过气化活动是生命运动的内在形式，是生命存在的基本特征。归纳起来主要是靠升、降、出、入气化活动的基本形式来完成。哪位同学说一说升、降、出、入活动的基本形式?

学员甲:我简单说一说。先说升降,升是生发应属阳,降是降浊应属阴。阳升阴降,是阴阳固有的性质。然阴阳之中复有阴阳,故阳虽主升,但阳中之阴则降;阴虽主降,但阴中之阳又上升。这种有升有降助使阴阳交合运动的变化。也是人体阴精与阳气的对立统一运动过程,也是升降气化活动的过程。

次说出入,就是排出和进入,排出应该属阳,进入应该属阴。人体的出入正常,也体现了正常的生命活动。否则,气化失常,则升降出入失常,体现为生命活动的异常。因阴阳双方是对立统一的,所以两者之间的升与降、出与入也是相反相成的。这是从阴阳运动形式的角度,以阴阳升降出入的理论来说明人体的生理功能的。是否正确,请老师指点。

老师说,说得不错,也说明学得不错。这一条是说人的生命活动,就是物质与功能的对立统一的运动,也是生命活动的基本形式,说明人在正常生理情况下,阴与阳是相互对立又相互依存,处于一个有利于生命活动的相对平衡的协调状态的。如果阴阳不能相互为用而分离,阴精与阳气的矛盾运动消失,升降出入停止,人的生命活动也就会终止。

他又说,下面说说第三点。

(3)功能与功能之间的运动变化的关系:老师说,哪位同学用阴阳的观点来解释一下动与静运动的关系?

学员丙,我试说一说,生命运动的状态也分为动和静,应该是动为阳,静为阴。动静互涵,动静统一,动和静达到和谐状态,用阴阳学说来表达,就是阴阳匀平,维持正常的生命活动。

老师说,你说得对。运动的状态存在着动与静,通过气化运动产生了气与形,如何使机体达到形神合一、形气统一还是靠运动。具体细节还需要如外部的温煦和凉润,内部的兴奋和抑制等,然温煦属阳,凉润属阴,兴奋属阳,抑制属阴。用阴阳学说来阐述这些形神、质能、运动的关系,也证明了人体气化过程的正常状态,健康状态。最后归结为,用《内经》的话说,"阴平阳秘,精神乃治"。在中医学里面,用阴阳学说这些基本原理来论述生命,来论证健康,从而说明生命运动的过程,也是气化运动过程。从不同角度论述人体的生理状态。这些问题我们都应当了解清楚。今天我要参加会诊,由于时间关系,我们先讨论到这里。下次我们再讨论第三个问题。

3. 用阴阳说明人体的病理变化

学员问,中医怎样用阴阳来说明人体的病理变化?

老师说,人体与自然的统一和机体内在环境的平衡协调,是人体赖以生存的基础。也就是说机体阴阳平衡是健康的标志,平衡的破坏意味着生病。疾病的发生,就是这种平衡协调遭到破坏的结果。阴阳的平衡协调关系一旦受到破坏而失去平衡,便会产生疾病。因此,阴阳失调是疾病发生的基础。

用阴阳学说阐释人体的病理变化,主要表现为分析病因的阴阳属性和分析病理变化的基本规律。主要表现有以下几方面：

（1）用阴阳分析病因属性：哪位同学知道病因有哪些？具体分析一下。

学员甲，我简单说一下，疾病发生的原因主要有两方面，是外感六淫和内伤七情，外因应当属阳，内因属阴；进一步说六淫之中的风、暑、火、燥为阳邪，寒、湿为阴邪。

老师说，分析得不错，下面分析病理变化。

（2）用阴阳分析病变规律：疾病的发生发展过程就是邪正斗争的过程。邪正斗争导致阴阳失调，而出现各种各样的病理变化。无论外感或内伤致病，其病理变化的基本规律不外乎阴阳的失衡。这个比较复杂一些，可从盛、衰、损、转四方面分析。

1）阴阳偏盛：先讨论阴阳偏盛，它包括阳盛和阴盛，下面具体复习一下"阳盛则热""阴盛则寒"。哪位同学说一下？

学员乙，我说"阳盛则热"，阳盛是病理变化中阳邪亢盛，表现出来热的病变。可能会有两种趋向。如暑热之邪侵入人体可造成人体阳气偏盛，出现高热、汗出、口渴、面赤、脉数等表现，其性质属热，称谓"阳盛则热"。另一方面，因为阳盛往往同时可导致阴液的损伤，必然出现阴液耗伤而口渴等现象，故称之为"阳盛则阴病"。"阳盛则热"，是指因阳邪所致的疾病的性质；"阳盛则阴病"，是指阳盛必然损伤人体的津液正气。

叙述得很好，老师说。下面谁来说说"阴盛则寒"？

学员丙，我说。阴盛则寒，是指病理变化中阴邪亢盛，表现出来寒的病变。阴邪致病，也有两种趋向：一方面，如遭受寒邪，故而表现出一派寒象，如恶寒、面白、局部冷痛、舌淡、脉迟或紧等。由于是寒邪致病，其性质属寒，称谓"阴盛则寒。"属实寒证。另一方面，阴盛往往可以导致阳气的损伤，指阴胜的病变最易损伤人体的阳气，而表现为蜷卧、脉迟无力，这是由于阴能制约阳的原因，称之为"阴胜则阳病"。"阴盛则寒"，是指因阴邪所致疾病的性质；"阴盛则阳病"，是指阴盛必然损伤人体的正气。

分析得不错，老师说。用阴阳消长的理论来分析，"阳盛则热"属于阳长阴消，"阴盛则寒"属于阴长阳消。下面分析阴阳偏衰。

2）阴阳偏衰：阴阳偏衰，即阴虚、阳虚，阴阳任何一方低于正常水平所致的病变问题。谁说说"阳虚则寒"是什么情况？

学员甲，"阳虚则寒"，阳虚是人体阳气虚损。人体阴阳应该动态平衡，阴或阳任何一方的不足，必然导致另一方相对的偏盛。阳虚不能制阴，则阴相对偏盛而出现寒象。如机体阳气虚弱，可表现面色苍白、畏寒肢冷、神疲蜷卧、脉微等现象，其性属寒，故称"阳虚则寒"。

分析得很好，老师说，下面谁来分析"阴虚则热"的问题？

学员乙，我试说"阴虚则热"的问题。阴虚是人体的阴液不足。阴虚不能制约阳，则阳相对偏亢而出现热象。如久病耗阴或素体阴液亏损，可出现潮热、盗汗、五心烦热、口舌干燥、脉细数等表现，其性属于热像，所以称"阴虚则热"是吗？

你分析得不错，老师说，人体之所以出现虚象，是"精气夺则虚"，用阴阳消长理论来分析的话，"阳虚则寒"属于阳消而阴相对的长，"阴虚则热"属于阴消而阳相对的长。下面哪位说说"阴阳互损"问题？

3）阴阳互损：学员丙说，我试述一下。"阴阳互损"，根据阴阳互根的原理，机体的阴阳任何一方虚到一定程度，必然导致另一方的不足。造成"阳损及阴""阴损及阳"。阳虚至一定程度时，因阳虚不能化生阴液，而同时出现阴虚的现象，称为"阳损及阴"。同样，阴虚至一定程度时，因阴虚不能化生阳气，而同时出现阳虚的现象，称之"阴损及阳"。"阳损及阴"或"阴虚及阳"不能及时控制，最终导致"阴阳两虚"，阴阳两虚是阴阳双方都处在低于正常水平的平衡状态的病理现象。

分析得可以，老师说，临床上，为了区别阳盛则热、阴盛则寒和阳虚则寒、阴虚则热，把阳盛则热称作"实热"，把阴虚则热称作"虚热"，把阴盛则寒称作"实寒"，把阳虚则寒称作"虚寒"。至于阴阳互损，阳损及阴，以虚寒为主，虚热居次；阴损及阳，以虚热为主，虚寒居次；而阴阳两虚则是虚寒虚热并存，由于这种是动态平衡，所以在疾病的发展过程中仍然会有主次的不同，具体情况到临床中去分析。下面说说阴阳如何转化？

4）阴阳转化：学员丁说，看来该我说了。"阴阳转化"，临床上在疾病的发展过程中，阴阳偏盛偏衰的病理变化可以在一定的条件下各自向相反的方向转化。即阳证可以转化为阴证，阴证可以转化为阳证。阳损及阴和阴损及阳也是阴阳转化的体现。

老师说，阴阳转化道理是如此。"阴阳转化"是在病理状态下，对立的邪正双方同处于疾病的统一体中，进行剧烈的斗争，在一定的条件下可以相互转化。由于阴中有阳，阳中有阴，所以阴证和阳证虽然是对立的，但这种对立又互相渗透，阳证之中还存在着阴证的因素，阴证之中也存在着阳证的因素，所以阳证和阴证之间可以互相转化。如《素问·阴阳应象大论》中说的"重寒则热，重热则寒""重阴必阳，重阳必阴"就是说明这类病理情况。你们有时间可以翻阅有关资料详查。下面我们讨论第四个问题，阴阳在疾病诊断中如何应用？

4. 阴阳在疾病诊断中的应用

老师说，中医诊断疾病的过程也是用阴阳指导着实践，包括四诊和辨证两个方面。哪位同学能说说四诊中的阴阳？

学员丙，我试说说。诊断疾病的四诊是望、闻、问、切。中医通过这四诊把收集的资料分为阴阳。比如望诊看到的颜色，中医学认为黄、红，色鲜明的属于阳；那么与之相反，青、白、黑，晦暗就属阴。比如闻诊，闻声音，闻呼吸，常说声音洪亮、多言者属于阳，呼吸有力、声高气粗者属于阳；否则，语声低微无力，呼吸微弱，声低气怯，少言，这种状态的它属阴。问诊，问寒热和口渴，说身热，恶热，喜冷，这种特征，我们说它属于阳；身寒，恶寒，喜热的就属于阴。如果有渴饮方面问题的，口渴喜冷饮者属于阳；反之，口不渴，或者口渴喜热饮，就属于阴寒。切诊把脉，分部位、动态、至数和形态。比如部位，寸关尺，就寸和尺相比较而言，寸为阳，尺为阴；就至数快慢来说，数者为阳，迟者为阴；就形态来说，我们称浮、大、洪、滑的脉为阳脉，沉、小、细、涩的脉为阴脉。我的回答完毕，请老师指导。

老师说，回答得很全面，基本内容都涉及了。下面谁说说八纲辨证中的阴阳属性问题？

学员甲，我说说，阴阳是辨别证候的总纲。如八纲辨证中，表证、热证、实证属阳；里证、寒证、虚证属阴。在临床辨证中，只有分清阴阳，才能抓住疾病的本质，做到对证施药。所以辨别阴证、阳证是诊断中的基本原则，在临床上具有重要的意义。

回答得不错，老师说。总之，由于阴阳偏盛偏衰是疾病过程中病理变化的基本规律，所以疾病的病理变化虽然错综复杂，千变万化，但其基本性质可以概括为阴和阳两大类。正如《素问·阴阳应象大论》中云："察色按脉，先别阴阳"。所以说阴阳学说在诊断学中，起着重要的指导作用！

接着我们讨论最后一个问题——阴阳怎样指导疾病的防治？

5. 用阴阳指导疾病的防治

老师说，我们分两部分来讨论，一是无病早防，二是既病确治，阴阳学说起到了一定的作用。哪位说说第一个，中医是怎样遵照阴阳预防疾病的？

学员乙，我试说一下，中医学十分重视对疾病的预防。《内经》早就指出，"饮食有节，起居有常，"我们只要顺应这一自然的法则，按照阴阳学说"法于阴阳，和于术数"的原则，做到"春夏养阳，秋冬养阴，精神内守"。也就是四时人体的阴阳变化与自然界四时阴阳变化相协调一致时，就可以达到增进健康，预防疾病的目的。我简单回答这些。请老师指导。

老师，你说得不错，会引用古籍来说明问题很不错。

接下来讨论阴阳在治疗疾病中的应用。由于疾病的发生发展根本原因是阴阳失调，因此，调整阴阳，恢复阴阳相对平衡，是治疗疾病的基本原则。用阴阳学说指导疾病的治疗，具体也有两方面，一是确定治疗原则，二是归纳药物的性能。谁先说说治疗原则？

学员甲，我试说一下，疾病的发生大致有虚实两类，治疗原则简单地说就是虚者补之，实则泻之。

阴阳偏盛的治疗原则是实者泻之，损其有余。临床阴阳偏盛，有阴盛或阳盛，阴盛则表现为寒证，采用寒者热之，寒属阴，热属阳，就用阴阳对立的观点，寒者热之。阳盛，属于实热，采用热者寒之，就热证用寒来治之。"寒者热之，热者寒之"，就祛邪来说，通称为泻其有余，是常采用的治疗原则。

阴阳偏衰的治疗原则是补其不足，虚者补之。临床常见阴阳偏衰，有阴虚或阳虚。阴虚不能制阳而致阳亢者，属虚热证，治当滋阴以抑阳。一般不能用寒凉药直折其热，须用王冰的"壮水之主，以制阳光"的方法，补阴即所以制阳。《黄帝内经》称谓"阳病治阴"的治疗原则。若阳虚不能制阴而造成阴盛者，属虚寒证，治当扶阳制阴。一般不宜用辛温发散药以散阴寒，须用王冰的"益火之源，以消阴翳"的治疗方法。《黄帝内经》称这种治疗原则为"阴病治阳"。"补其不足"或"虚则补之"，这些就是所说的阴阳偏衰虚证的治疗原则。正确与否请老师指导。

你说得很全面，老师说。下面说说用阴阳归纳药物的性能。

阴阳学说用于疾病的治疗，不仅用以确立治疗原则，而且也用来概括药物的性味功能，作为指导临床用药的依据。同时还必须熟练地掌握药物的性能。根据治疗方法，选用适宜药物，才能收到良好的疗效。中药的性能，是指药物具有四气、五味、升降浮沉的特性。哪位同学说说药物的性能？

学员丙，我试说一下，药物的四气，有寒、热、温、凉。五味有酸、苦、甘、辛、咸。四气属阳，五味属阴。四气之中，温、热属阳；寒、凉属阴。五味之中，辛味能散、能行，甘味缓能益气，故辛、甘属阳；酸味能收，苦味能泻下，咸味药能润下，故酸、苦、咸属阴。药物还有升、降、浮、沉的特性，药物质轻，具有升、浮作用的属阳；药物质重，具有沉、降作用的属阴。治疗疾病，就是根据病情的阴阳偏盛偏衰，确定治疗原则，再结合药物的阴阳属性和作用，选择相应的药物，从而达到治愈疾病的目的。回答完毕，请老师指导。

说得很好，老师说，阴阳学说在中医学当中的应用问题到今天基本讨论完了。它是让我们通过讨论来明确如何用阴阳学说的科学观和科学思维方法去论述医学，论述生命，论述人的生理、病理及疾病的诊断和治疗，这些都是医学的基本问题；另外，还主要让我们学会用阴阳学说的基本原理来论述生命、健康和疾病的问题，这是我们讨论的主要目的。

思考题

1. 举例说明人体组织结构的阴阳属性。
2. 简要说明人体生理功能活动的基本方式和它们之间的关系。
3. 用阴阳学说概述人体的病理变化有哪些方面？
4. 举例说明阴阳学说在疾病诊断中的应用？
5. 阴阳学说在疾病的预防和治疗中如何应用？

古代名医——李东垣

李东垣（1180—1251年），名杲，字明之。金元间真定（今河北省保定市）人。倡导："人以胃气为本"。善温补脾胃之法，后称之为"补土派"。为金元四大医学家之一。

李杲幼年就喜爱医学，曾捐款千金而跟随易州张元素学医，学了没有几年，就掌握了张氏的各种医学技术，除精通内科外，还擅长外科、五官科和针灸各科。他在医学上的主要贡献，是在金元各派学术争鸣的过程中，通过自己的临证实践，创制并逐步完善了"补土派"的理论，为充实和发展中医学做出了卓越的贡献。主要著作有《脾胃论》《内外伤辨惑论》和《兰室秘藏》等书，着重阐明了脾胃的生理功能，内伤病的致病、发病机制，鉴别诊断，治疗方药等一系列问题。

东垣认为脾胃是元气之本，元气是健康之本。脾胃伤，则元气衰；元气衰，则疾病由所生。这是李东垣内伤学说的一个基本论点。并据此创制了"甘温除大热"之法。李氏根据脾胃的重要性而创立的补脾法，丰富了中医学治疗理论。

李氏的学术思想，是在《内经》的理论基础上发展起来的。并通过实践，对内伤病的致病因素，发病机制等做了深入细致的阐发，给后人治疗脾胃病指出了新的途径。李氏主要著作有：《内外伤辨惑论》，成书于公元1231年，全书共二卷；《脾胃论》成书于公元1249年，全书共三卷；另有，《兰室秘藏》三卷；《药象论》一卷；《医学发明》《伤寒会要》等。

笔记六　五行学说是什么

学员主持人说，我们前面学习了阴阳学说，今天老师开始给我们讲五行学说，五行学说同样是中医学重要的基础理论，我们要认真听讲同时做好笔记。

1. 什么是五行学说

老师讲，有人问什么是五行学说？所谓五行学说，是我国古代的朴素的唯物论和辩证法。它的基本思想，承认世界是物质的，是由木、火、土、金、水五种元素构成的，世界就是这五种物质元素运动变化的结果。因此，中国古代的哲学家用五行的运动变化来说明事物的多样性。最重要的是，五行之间的生克制化的关系，用事物间普遍联系的观点来论述五彩缤纷的世界，复杂的事物之间它们的统一性，确立了中国传统思维的系统观。因此，科学家认为中国古代的五行学说是朴素的，普通的系统理论区别于现代科学的系统理论，它也是中医学理论体系重要的哲学基础之一。中医学用五行来论述生命健康和疾病的问题，形成了中医学的五行学说，指导着中医学的实践。

学员问，老师五行学说都有哪些内容？

2. 五行学说的基本内容

老师说，下面我们讨论五行的基本内容。讨论前先说说五行的特性。

（1）五行的特性：老师说，五行的特性，是古人在长期生活和生产实践中，对木、火、土、金、水五种物质的朴素认识基础之上，进行抽象而逐渐形成的理论概念。是用以分析和归纳各类事物五行属性的基本依据。在《尚书·洪范》中云：水曰润下、火曰炎上、木曰曲直、金曰从革、土爰稼穑。则是五行特性的典型性概括。

学员问，这几句话是什么意思？

老师说，我简单做以说明。

"木曰曲直"：曲，屈也；直，伸也。指树木的生长形态能曲能直，舒展柔和。引申为具有生长、升发、条达、舒畅等作用或性质的事物或现象，都可归属于"木"。

"火曰炎上"：炎，热也；上，向上。指火具有温热，上升的特性。凡具有温热、升腾、茂盛性能的事物或现象，均可归属于"火"。

"土爰稼穑"："爰"通"曰"，春种曰稼，秋收曰穑，指农作物的播种和收获的农事活动。凡具有生化、承载、受纳性能的事物或现象，皆归属于"土"。

"金曰从革"：从，顺从、服从；革，革除、改革、变革。金具有能柔能刚，变革、肃杀的特性。本意是金属的产生源于变革。引申为凡具有肃降、收敛、清洁之类性能的事物或现象，均可归属于"金"。

"水曰润下"：润，湿润；下，向下。指水具有滋润和向下的特性。凡具有寒凉、滋润、向下、闭藏性能的事物或现象，都可归属于"水"。

这些都是五行的特性。由此看来，医学上所说的五行，不是指木火土金水这五种具体物质本身，而是五种物质不同属性的抽象概括。我们掌握这些特性的目的，是用以对一切事物进行归类和分析。

学员问，老师，那如何用五行对事物进行归类？

（2）事物的五行属性归类：老师说，五行学说是根据五行特性来对自然界事物进行五行属性归类的。即是将事物的性质和作用与木、火、土、金、水五行的特性相比类，而得出事物的五行属性。事物和现象的五行归类方法，主要有取象比类法和推衍法，用以说明人体，以及人与自然环境的整体性和统一性。

有学员又问，什么是取象比类法和推衍法？

老师解释说，取象类比法，中医学称之为"援物比类"或"取象比类"。中医学五行学说运用类比方法，是将事物的形象，如性质、作用、形态与五行属性相类比，物象具有与某行相类似的特性，便将其归属于某行。如方位配五行、五脏配五行等。方位配五行，旭日东升，与木之升发特性相类，故东方归属于木；南方炎热，与火之炎上特性相类，故南方归属于火。又如五脏配五行，脾主运化而类于土之化物，故脾归属于土；肺主肃降而类于金之肃杀，故肺归属于金等。

推衍法，是根据已知的某些事物的属性，推衍至其他相关事物，以得知这些事物的属性的推理方法。属我国古代的类推形式。这种方法与类比思维相比，实际上是发生了量的变化，并没有改变思维的性质。通常是某种法则或范本的延伸。以木行推衍为例，已知肝属于木，而肝合胆，主筋，开窍于目，故胆、筋、目眦均属于木。如五志之怒、五声之呼、变动之握，以及五季之春、五方之东、五气之风、五化之生、五色之青、五味之酸、五时之平旦、五音之角等，皆归于木。其他四行均类此。

总之，五行学说以天人相应为指导思想，以五行为中心，以空间结构的五方、时间结构的五季、人体结构的五脏为基本框架，将自然界的各种事物和现象，以及人体的生理病理现象，按其属性进行归纳，即凡具有生发、柔和特性者统属于木；具有阳热、上炎特性者统属于火；具有长养、化育特性者统属于土；具有清静、收杀特性者统属于金；具有寒冷、滋润、就下、闭藏特性者统属于水。从而将人体的生命活动与自然界的事物和现象联系起来，形成了联系人体内外环境的五行结构系统，用以说明人体以及人与自然环境的统一性。为了大家一目了然了解自然界与人体的五行状况，列表于后（表6-1）。

表 6-1　五行属性归类表

自然界							五行	人体						
五音	五味	五化	五色	五气	五方	五季		五脏	五腑	五官	形体	情志	五声	变动
角	酸	生	青	风	东	春	木	肝	胆	目	筋	怒	呼	握
徵	苦	长	赤	暑	南	夏	火	心	小肠	舌	脉	喜	笑	忧
宫	甘	化	黄	湿	中	长夏	土	脾	胃	口	肉	思	歌	哕
商	辛	收	白	燥	西	秋	金	肺	大肠	鼻	皮	悲	哭	咳
羽	咸	藏	黑	寒	北	冬	水	肾	膀胱	耳	骨	恐	呻	栗

学员问，古人不需要任何条件能研究出既朴素又高深的对事物的认识论，古人的这些方法有没有现实意义？

老师说，中国古代的科学方法具有勤于观察、善于推类、精于运数、重于应用和长于辨证的特点。善于推类，研究自然界的事物。在"仰观天象，俯察地理""近取诸身，远取诸物"的"观物取象"的基础上，"以类族辨物"，并进一步"引而伸之，触类而长之"，即触类旁通，由已知事物推广到其他未知的事物。五行学说的归类和推衍的思维方法是：观物——取象——比类——运数（五行）——求道（规律），即应象尽其意，触类为其象，合义为其征。用立象类比的手段，尽意求道为目的。这是一种以直接观察为基础的综合类比的思维方法。这种思维方法对学习中医的人来说尤为重要，只有用这种思维方式研究中医学才能把中医学好。

学员问，老师那五行之间有没有什么联系？

（3）五行之间的关系：老师说，前天在门诊就有学员问五行之间的相互关系是咋回事？五行不是孤立的，是有一定联系的。它们之间存在着生克制化的关系，也是有一定规律的，有正常和异常之别，了解的目的用于知常才能达变分析事物。先说正常的规律，五行的生克制化规律是五行结构系统在正常情况下的自动调节机制，有四方面内容，具体如下：

1）五行之间的正常关系

①相生规律：相生指此一事物对另一事物具有资生、助长、促进作用。这种互相滋生和促进的关系称作五行相生。五行相生的次序是：木生火，火生土，土生金，金生水，水生木。在相生关系中，任何一行都有"生我""我生"两方面的关系，《难经》把它比喻为"母"与"子"的关系。"生我"者为母，"我生"者为"子"。所以五行相生关系又称"母子关系"。以火为例，生"我"者木，木能生火，则木为火之母；"我"生者土，火能生土，则土为火之子。余可类推。

②相克规律：相克指此一事物对另一事物的生长和功能具有制约、克制、抑制的作用。这种相互制约的关系称之为五行相克。五行相克的次序是：木克土，土克水，水克火，火克金，金克木。这种克制关系也是往复无穷的。木得金敛，则木不过散；火得水伏，则火不过炎；土得木疏，则土不过湿；金得火温，则金不过收；水得土渗，则水不过润。此皆气化自然之妙用。五行生克关系以下例图

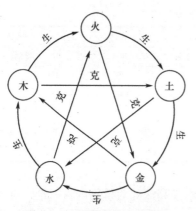

图6-1 五行生克关系示意图

示意（图6-1）：

在相克的关系中，任何一行都有"克我""我克"两方面的关系。《黄帝内经》称之为"所胜"与"所不胜"的关系。"克我"者为"所不胜"。"我克"者为"所胜"。所以，五行相克的关系，又叫"所胜"与"所不胜"的关系。以土为例，"克我"者木，则木为土之"所不胜"。"我克"者水，则水为土之"所胜"。余可类推。

在上述生克关系中，任何一行皆有"生我"和"我生"，"克我"和"我克"二、四个方面的关系。以木为例，"生我"者水，"我生"者火；"克我"者金，"我克"者土。

上面是单方面分析生克关系，下面从两方面分析制化规律。

③制化规律：五行中的制化关系，是五行生克关系的结合。相生与相克是不可分割的两个方面。没有生，就没有事物的发生和成长；没有克，就不能维持正常协调关系下的变化与发展。因此，必须生中有克（化中有制），克中有生（制中有化），相反相成，才能维持和促进事物相对平衡协调和发展变化。五行之间这种生中有制、制中有生、相互生化、相互制约的生克关系，称之为制化。

需明确其规律：木克土，土生金，金克木；火克金，金生水，水克火；土克水，水生木，木克土；金克木，木生火，火克金；水克火，火生土，土克水。

下面再从生克力量方面来分析。

④胜复规律：胜复指胜气和复气的关系。五行中一行亢盛（即胜气）则引起其所不胜（即复气）的报复性制约，从而使五行之间复归于协调与稳定。

比如从相生来说，木能生火，是"母来顾子"之意，但是木之本身又受水之所生，这种"生我""我生"的关系是平衡的。如果只有"我生"而无"生我"，那么对木来说，会形成不及，犹如收入与支出不平衡一样。另一方面，水与火之间，又是相克的关系，所以相生之中，又寓有相克的关系，而不是绝对的相生，这样就保证了生克之间的动态平衡。

再如相克而言，木能克土，金又能克木（我克、克我），而土与金之间，又是相生的关系，所以就形成了木克土、土生金、金又克木（子复母仇）。这说明五行相克不是绝对的，也在相克抑制之中，必须寓有相生克，才能维持平衡。换句话说，被克者本身有反制作用，所以当发生相克太过而产生反制，才能够保持正常的平衡协调关系。

总之，五行的生克制化规律是一切事物发展变化的正常现象。人体只有在这种相反相成的生克制化关系中才能维持正常的生理活动。在此过程中，一定会出现某些太过和不及的情况。经过再一次生克制化的调节达到平衡，而不断地推动着事物的变化和发展。这叫作发展中正常的动态平衡。五行学说用这一理论来说明自然界气候的正常变迁和自然界的生态平衡，以及人体的正常生理活动。中医学运用这一理论才能做到以常达变去分析人体和疾病。

学员问，老师五行的正常关系分析完了，有没有异常关系？那异常关系又有哪些？

2）五行之间的异常关系：老师说，五行之间正常的生克制化关系遭到破坏时，就会出现乘与侮的现象，相乘和相侮就是反常的相克现象，这就是五行的异常关系。

学员问，什么是相乘？

老师，先说一下相乘的规律。乘，即乘虚侵袭之意。相乘即相克太过，超过正常制约的程度，使事物之间失去了正常的协调关系。五行之间相乘的次序与相克同，但被克者更加虚弱。

这种现象表现有两个方面，一为五行中任何一行本身的虚弱，而克它的一行乘虚侵袭，克之太过。如以木克土为例，正常情况下，木克土，木为克者，土为被克者，由于它们之间相互制约而维持相对平衡状态发生异常，木的力量正常，土本身力量不足，两者之间失去了平衡状态，则木乘土之虚而克它。这样的相克，超过了正常的制约关系，使土更虚，称为"土虚木乘"。另一种情况，五行中任何一行本身过度亢盛，而原来受它克制的那一行仍处于正常水平，在这种情况下，虽然"被克"一方正常，但由于"克"的一方超过了正常水平，所以也同样会打破两者之间的正常制约关系，出现过度相克的现象。仍以木克土为例：正常情况下，木能制约土，维持正常的相对平衡，若土本身仍然处于正常水平，但由于木过度亢进，从而使两者之间失去了原来的平衡状态，出现了木亢乘土的现象，称为"木亢乘土"。

学员问，老师你说五行中的相克和相乘都是五行相克的制化关系，它们有什么区别？

老师说，相克和相乘是有区别的，前者是正常情况下的制约关系，后者是正常制约关系遭到破坏的异常相克现象。对人体来说，前者为生理现象，而后者成为病理表现。近来有些人不讲究习惯将相克与反常的相乘混同，把病理的木乘土，也称木克土，实为不妥。

学员问，老师你说还有五行相侮，那什么是五行相侮？

老师说，所谓相侮。侮，即欺侮，有恃强凌弱之意。五行相侮是指五行中的任何一行本身太过，使原来克它的一行"所不胜"，不仅不能去制约它，反而被它所克制，即反克，又称反侮。五行之间的相侮的次序与相克的次序相反，即木侮金，金侮火，火侮水，水侮土，土侮木。

学员问，相侮具体现象有哪些表现？

老师说，相侮的具体现象也表现为两个方面，一是由于五行中的某一行过度亢盛，因而造成对其"所不胜"进行反克。以木为例，金原是克木的，但由于木过度亢盛，则金不仅不能去克木，反而被木所克制，使金受损，这叫"木反侮金"，或称"木亢侮金"。二是由于五行中的某一行特别虚弱，因而造成其"所胜"行的反克。如当木过度衰弱时，金原克木，木又克土，但由于木过度衰弱，则不仅金来乘木，而且土亦乘木之衰而反侮之。习惯上把土反侮木称之为"土壅木郁"或称"木虚土侮"。

学员问，老师我觉得相乘和相侮好像一根绳子上的两个蚂蚱，是否有一定的关联？

老师又说，是的，有关联。相乘、相侮均为破坏相对协调统一的异常表现。乘侮，都是凭其太过而乘袭或欺侮。"乘"为相克之有余，而危害于被克者，也就是某一行对其"所胜"过度克制。"侮"为被克者有余，而反侮其克者，也就是某一行对其"所不胜"的反克。为了便于理解，我们前面将乘侮分开来讨论，实际上相乘和相侮是一个问题的两个方面，现在，我们将两者统一起来分析。如木有余而金不能对木加以克制，木便过度克制其所胜之土，这叫作"乘"，同时，木还恃己之强反去克制其"所不胜"的金，这叫作"侮"。如果相反，木不足，则不仅金来乘木，而且其所胜之土又乘其虚而侮之。这种关系正如《内经》中所述："气有余，则制己所胜而侮所不胜，其不及，则己所不胜侮而乘之，己所胜轻而侮之"。以下例图加以说明（图6-2）。

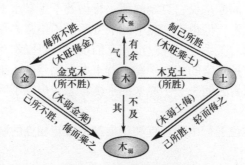

图6-2　五行乘侮关系图

学员问，老师五行的关系异常，你说是生克制化关系异常，前面说的相乘和相侮都是相克关系异常，有没有相生关系异常？

老师说，当然有，你问得很好。这种情况有两方面，一是"母病及子"，指五行中的某一行异常，累及其子行，导致母子两行皆异常。具体表现是母旺子亦旺，母弱子亦弱。如木旺火也旺，木弱火也弱。还有一种情况是"子病及母"，指五行中的某一行异常，累及其母行，导致母子两行皆异常。一般表现为两方面，子亢母亦亢，结果是子母两行皆亢盛，一般称为"子病犯母"，如火旺导致木亢，终至木火皆亢。另一种情况是子弱母亦弱，终致子母俱不足，一般称为"子盗母气"。如木不足导致水枯，终至木水皆不足。

老师说，到现在为止我们把五行的内容和关系讨论完了，这些都是中医学的基础，需要大家熟悉地掌握。由于时间关系我们今天就讨论到这里，关于五行在中医学中的应用下一次再讨论。

思考题

1. 什么是五行学说？五行有哪些特性？
2. 举例说明人与自然的五行归类？
3. 如何辨别五行之间哪些是正常关系、哪些是异常关系？

橘井泉香

　　相传，三国时期住在江西的名医董奉，给人看病从不收钱，只规定每看好一个小病，病人要给他栽活一棵杏树；看好一个大病，给他栽活五棵杏树。几年之后便长成了一片杏林。待杏林结果时，他又以果换粮，赈济穷人，于是被后人誉为"杏林春暖"。千百年来，"橘井泉香"与"杏林春暖"双璧生辉，成为了我国古代医药史上一个十分著名的典故，成为了我国医药界的象征。

　　这则"橘井泉香"典出《列仙传》之《苏耽传》，清代陈梦雷《古今图书集成》就将其收入《医术名流列传》之中，流传甚广。至今湖南郴州市东北郊苏仙岭上的苏仙观、飞升石、鹿洞，以及市内第一中学内的橘井，都是纪念苏仙的遗迹。"橘井泉香"一词与"杏林春暖""悬壶济世"一样，在中医学界脍炙人口。过去医家常常以"橘井"一词或橘、杏并用来为医术取名，诸如"橘井元珠""橘杏春秋"等，寓意深刻。

笔记七　中医如何用五行学说

学员主持人说，前面我们讨论了五行学说的内容，大家已经掌握了五行的特性，现在要讨论它的应用，就是到用这些理论指导实践的时候了，我们更要认真的讨论才能成功！下面我们热烈的欢迎老师给我们作详细的讲解！

老师说，前天有学员问，中医不学五行是否也可看病，学五行有什么实际意义？简单地说，中医诊病不是要辨证吗，五行学说是分理证候的工具，不学五行就不会梳理证候，就不会正确辨证。

我们再回忆一下，前面我们讨论了五行学说的基本内容，主要说明了五行的特性、归类和关系。今天讨论五行学说在中医学领域中的应用，主要是运用五行的特性来分析和归纳人体的形体结构及其功能，以及外界环境各种要素的五行属性；运用五行的生克制化规律来阐述人体五脏系统之间的局部与局部、局部和整体，以及人与外界环境的相互关系；用五行乘侮胜复规律来说明疾病的发生发展的规律和自然界五运六气的变化规律，这些都是它的理论价值，而且还有指导临床诊断、治疗和养生康复的实际意义。五行学说的应用，加强了中医学关于人体以及人与外界环境是一个统一整体的论证，使中医学所采用的整体系统方法更进一步系统化规范化。下面我们从四方面来讨论。

1. 脏腑生理功能及联系

老师又说，先讨论脏腑有哪些生理功能及关系特点？

五行学说，将人体的内脏分别归属于五行，以五行的特性来说明五脏的生理功能特点，同时还用以说明人体脏腑组织之间生理功能的内在联系。以五行的特性来说明五脏的部分生理功能。如：

木性可曲可直，条顺畅达，有生发的特性，故"肝"喜条达而恶抑郁，有疏泄的功能；

火性温热，其性炎上，"心"属火，故心阳有温煦之功；

土性敦厚，有生化万物的特性，"脾"属土，脾有消化水谷，运送精微，营养五脏、六腑、四肢百骸之功，为气血生化之源；

金性清肃，收敛，"肺"属金，故肺具清肃之性，肺气有肃降之能；

水性润下，有寒润、下行、闭藏的特性，"肾"属水，故肾主闭藏，有藏精、主水等功能。

中医学在五行配五脏的基础上，又以类比的方法，根据脏腑组织的性能、特点，将人体的组织结构分属于五行，以五脏（肝、心、脾、肺、肾）为中心，以六腑（实际上是五腑：胆、小肠、胃、大肠、膀胱）为配合，支配五体（筋、脉、肉、皮毛、骨），开窍于五官（目、舌、口、鼻、耳），外荣于体表组织（爪、面、唇、毛、发）等，形成了以五脏为中心的脏腑组织的结构系统，从而为脏象学说奠定了理论基础。

学员问，它们之间有什么关系？

老师说，中医五行学说对五脏五行的分属，不仅阐明了五脏的功能和特性，而且还运用五行生克制化的理论，来说明脏腑生理功能的内在联系。五脏之间既有相互滋生的关系，又有相互制约的关系。

先说脏腑之间的相生联系：木生火，即肝木济心火，肝藏血，心主血脉，肝藏血功能正常有助于心主血脉功能的正常发挥。

火生土，即心火温脾土，心主血脉、主神志，脾主运化、主生血统血，心主血脉功能正常，血能营脾，脾才能发挥主运化、生血、统血的功能。

土生金，即脾土助肺金，脾能益气，化生气血，转输精微以充肺，促进肺主气的功能，使之宣肃正常。

金生水，即肺金养肾水，肺主清肃，肾主藏精，肺气肃降有助于肾藏精、纳气、主水之功。

水生木，即肾水滋肝木，肾藏精，肝藏血，肾精可化肝血，以助肝功能的正常发挥。

这种五脏相互滋生的关系，就是用五行相生理论来阐明的。下面用五行相克说明五脏间的相互制约关系。

木克土，肝属木，脾属土，即肝木能制约脾土。如肝气条达，可疏泄脾气之壅滞。

土克水，脾属土，肾属水，即脾土能制约肾水，如脾土的运化，能防止肾水的泛滥。

水克火，肾属水，心属火，即肾水能制约心火，如肾水上济于心，可以防止心火之亢烈。

火克金，心属火，肺属金，即心火能制约肺金，如心火之阳热，可抑制肺气清肃之太过。

金克木，肺属金，肝属木，即肺金能制约肝木，如肺气清肃太过，可抑制肝阳的上亢。

这种五脏之间的相互制约关系，就是用五行相克理论来说明的。

五脏中每一脏都具有生我、我生、克我、我克的关系。五脏之间的生克制化，说明每一脏在功能上有他脏的资助，不致于虚损；又能克制另外的脏器，使其不致过亢。这种生克制化的变化就是它们之间的关系。

学员问，老师咱们讨论的脏腑生理功能和关系，好像是五行学说在人体中的分类，具体应用体现在哪些方面？

老师说，五行在生理方面的应用主要体现在三个方面。一是五脏配五行，五脏又联系着自身所属的五体、五官、五志等，从而把机体各部分连接在一起，形成了中医学以五脏为中心的生理体系，体现了人体的整体观。其次，根据五行生克制化规律，阐释五脏心、肝、脾、肺、肾五个系统之间相互滋生、相互制约的关系，进一步确立了人体是一个有机整体的观念。再次，以五脏为中心的五行事物归属，把人与自然联系起来，说明人体与外在环境之间相互联系的统一性。从而为我们诊病辨病奠定了基础。下面讨论五脏病变的相互影响。

2. 五脏病变的相互影响

学员问，老师若五脏有了病变是否会有相互影响，有什么规律？

老师说，一定会有影响，是有规律的。这从两方面说起，一是五脏发病外应五时，按六气来说，当令之脏当先受邪，所以，春天肝先受邪；夏天心先受邪；长夏脾先受邪；秋天肺先受邪；冬天肾先受邪。这是一般规律，主时之脏受邪发病。但也有所胜和所不胜之脏受病的。即气候失常，时令未到而气先至，属太过之气；时令已到而气未到，属不及之气。太过之气的发病规律，不仅可以反侮其所不胜之脏，而且还要乘其所胜之脏；不及之气的发病规律，不仅所胜之脏妄行而反侮，即使是我生之脏，亦有受病的可能。这是根据五行所胜与所不胜的生克乘侮规律而推测的。这种发病规律的推测，虽然不尽完全符合临床实践，但它说明了五脏疾病的发生，受着自然气候变化的影响。

其二是传变问题，由于人是一个有机整体，内脏之间又是相互滋生、相互制约的，因而在病理上必然相互影响。本脏之病可以传至他脏，他脏之病也可以传至本脏，这种病理上的相互影响称之为传变。从五行学说来说明五脏病变的传变，可以分为相生关系传变和相克关系传变。

学员问，什么是相生传变？

老师说，相生关系传变在五行内容中已简单说过，就是"母病及子"和"子病犯母"两个方面。

其一是母病及子。是母脏有病，累及子脏。即先有母脏的病变后有子脏的病变。如肾病及肝，肾属水，肝属木，本应水来生木，现在水不生木，造成肾阴虚不能滋养肝木，其临床表现在肾，则为肾阴不足，多见到耳鸣、腰膝酸软、遗精等；继而病变发展到肝，表现为肝之阴血不足，多见眩晕、消瘦、乏力、肢体麻木，或手足蠕动，甚则震颤抽掣等。由于阴虚生内热，故亦表现低热、颧红、五心烦热等症状。其病由肾及肝，由子及母。由于是相生的关系，疾病虽有发展，但病情较轻。

其二是子病犯母，临床常说的"子盗母气"。子病犯母系病邪是从子脏传来，侵入母脏，即先有子脏的病变，后有母脏的病变。如心火亢盛时导致肝火炽盛，有升无降，最终导致心肝火皆旺。心火亢盛时则表现出心烦、口舌生疮、舌尖红赤疼痛等症状；肝火偏旺时，则表现烦躁易怒、头痛眩晕、面红目赤等症状。心属火，肝属木，木能生火。肝为母，心为子。其病由心及肝，由子及母，病情较重。经验认为，疾病按相生规律传变，也有轻重之分。"母病及子"为顺，病情较轻；"子病犯母"为逆，其病情较重。

学员问，老师那相克传变又有哪些？

老师说，相克关系传变：包括"相乘"和"反侮"两个方面。

相乘，是相克太过为病，如肝病及脾，木旺乘土，又称木横克土。木旺乘土，即肝木克伐脾胃，先有肝的病变，后有脾胃的病变。由于肝气横逆，疏泄太过，影响脾胃，导致消化功能紊乱，肝气横逆，则出现眩晕头痛、烦躁易怒、胸闷胁痛等症状；及脾则表现为脘腹胀痛、厌食、大便溏泄或不调等脾虚之候；及胃则表现为纳呆、嗳气、吞酸、呕吐等胃失和降之证。由肝传脾称肝气犯脾，由肝传胃称肝气犯胃：木旺乘土，除了肝气横逆的病变外，往往是脾气虚弱和胃失和降的病变同时存在。肝属木，脾属土，木克土，病因是木气有余，相克太过，病邪从相克方面传来，而侵犯被克脏器。

另一点是相侮，亦称反侮，是反克为害。如木火刑金，由于肝火偏旺，影响肺气清肃，临床表现既有胸胁疼痛、口苦、烦躁易怒、脉弦数等肝火过旺之证，又有咳嗽、咳痰，甚或痰中带血等肺失清肃之候：肝病在先，肺病在后。肝属木，肺属金，本是金来克木，而今肝木太过，反侮肺金，其病由肝传肺。病邪从被克脏器传来，此属相侮传变。生理上既制约于我，一般病邪必微，其病较轻。

学员问，老师书中说传变有顺传和逆传是怎么回事？

老师说，五脏之间的病理影响及其传变规律，可以用五行生克乘侮规律来解释。只不过是有生理与病理的不同。如肝脏有病，可以传心称为母病及子；传肾，称为子病及母。这是按相生规律传变，其病轻浅，《难经》称为"顺传"。若肝病传脾，称为木乘土；传肺，称为木侮金。这是按乘侮规律传变，其病深重，《难经》称为"逆传"。下面讨论五行学说用于诊断问题。

3. 五行学说指导疾病的诊断

学员问，五行学说怎样指导疾病诊断？

老师说，人体是一个有机的整体，当内脏有病时，人体内脏功能活动及其相互关系的异常变化，可以反映到体表相应的组织器官，出现色泽、声音、形态、脉象等多方面的异常变化。在临床诊断疾病时，就可以通过望、闻、问、切四诊所得的材料，根据五行的所属及其生克乘侮的变化规律，来推断病情。

学员问，具体有哪些方面？

老师说，大致有"定位、查变、判预后"三方面。具体如从本脏所主之色、味、脉来诊断本脏病的所属部位。如面见青色，喜食酸味，脉见弦象，可以诊断为肝病；面见赤色，口味苦，脉象洪，可以诊断为心火亢盛。又能推断脏腑相兼病变。从他脏所主之色来推测五脏病的传变。脾虚的病人，面见青色，为木来乘土；心脏病病人，面见黑色，为水来克火等。还能推断病变的预后。从脉与色之间的生克关系来判断疾病的预后。如肝病色青见弦脉，为色脉相符。如果不得弦脉反见浮脉则属相胜之脉，即客色之脉（金克木）为逆；若得沉脉则属相生之脉，即主色之脉（水生木）为顺三方面。

关于诊病就讨论到此，由于时间关系我们暂时讨论到此，下次讨论指导疾病的防治。

4. 五行学说指导疾病的防治

学员问，五行学说指导防治疾病体现在哪些方面？

老师说，五行学说指导疾病的防治，主要体现在控制疾病的传变，确立治则治法，控制情志疾病，指导针灸取穴，指导治疗用药等疗法之中，主要表现在以下几个方面。先说一下控制疾病的传变。

（1）控制疾病传变：运用五行子母相及和乘侮规律，可以判断五脏疾病的发展趋势。一脏受病，可以波及其他四脏，如肝脏有病可以影响到心、肺、脾、肾等脏。他脏有病亦可传给本脏。因此，在治疗时，除对所病本脏进行处理外，还应考虑到其他有关脏腑的传变关系。根据五行的生克乘侮规律，来调整其太过与不及，及早控制其传变，防患于未然。如《难经·七十七难》所指出"见肝之病，则知肝当传之于脾，故先实其脾气。"乃使其恢复正常的功能活动。

（2）确定治则治法：五行学说不仅用以说明人体的生理活动和病理现象，综合四诊，推断病情，而且也可以确定治疗原则和制订治疗方法。分别从相生和相克两方面来论述。

临床上运用相生规律来治疗疾病，多属母病及子，其次为子病盗母。其基本治疗原则是补母和泻子，所谓《难经·六十九难》"虚者补其母，实者泻其子"。

补母，即"虚则补其母"，用于母子关系的虚证。如肾阴不足，不能滋养肝木，导致肝阴不足者，称为水不生木或水不涵木。其治疗方法，不直接治肝，而补肾之虚。因为肾为肝之母，肾水能生肝木，所以补肾水则生肝木。这种利用母子关系相生不及，补母则能令子实的治法，称谓"虚则补其母"的治疗原则。

泻子，即"实者泻其子"，用于母子关系的实证。如肝火炽盛，有升无降，出现肝实证时，肝木是母，心火是子，这种肝之实火的治疗，可采用泻心法，泻心火有助于泻肝火。这就是"实者泻其子"的治则。

它们的适应证是什么？两者都是母子的关系失调，而"补母"适用于虚证，"泻子"适用于实证。这些都是目前临床常用的治疗原则，我们都必须掌握。

学员问，老师有了治疗原则，有没有具体治疗方法？

老师说，根据相生关系确定的治疗方法，常用的有以下四种。

滋水涵木法是滋养肾阴以养肝阴的方法，又称滋养肝肾法、滋补肝肾法、乙癸同源法。适用于肾阴亏损而肝阴不足，甚者肝阳偏亢之证。表现为头目眩晕，眼干目涩，耳鸣颧红，口干，五心烦热，腰膝酸软，男子遗精，女子月经不调，舌红苔少，脉细弦数等证。

益火补土法，根据五行学说而言，心属火，脾属土。火不生土应当是心火不生脾土。但是，根据命门学说，我们所说的"火不生土"多是指命门之火（肾阳）不能温煦脾土的脾肾阳虚之证。所以，益火补土法是指温肾阳而补脾阳的一种方法，又称温肾健脾法、温补脾肾法。适用于肾阳衰微而致脾阳不振之证。表现为畏寒，四肢不温，纳减腹胀，泄泻，浮肿等证。

培土生金法是用补脾益气而补益肺气的方法，又称补养脾肺法，适用于脾胃虚弱，不能滋养肺脏而肺虚脾弱之候。该证表现为久咳不已，痰多清稀，或痰少而黏，食欲减退，大便溏薄，四肢乏力，舌淡脉弱等证。

金水相生法，是滋养肺肾阴虚的一种治疗方法，又称补肺滋肾法、滋养肺肾法。金水相生是肺肾同治的方法，正如《时病论》云：此法有"金能生水，水能润金之妙"。适用于肺虚不能输布津液以滋肾，或肾阴不足，精气不能上滋于肺，而致肺肾阴虚者，表现为咳嗽气逆，干咳或咳血，音哑，骨蒸潮热，口干，盗汗，遗精，腰酸腿软，身体消瘦，舌红苔少，脉细数等证。

总之，相生规律的治则讨论完了，这些都是常用的治法，我们应当熟悉掌握。

学员问，相生规律的治则讲完了，那相克规律的治疗原则还有哪些？

老师说，按照五行相克规律确定的治疗原则和方法，都是常用的方法。治疗原则是八个字，记住就可以了，叫"抑强扶弱，分清主次"。相乘相克规律表现为乘侮的病理变化，有强也有弱。基本原则叫抑强扶弱，何者为强何者为弱，孰轻孰重，在抑强扶弱的同时一定要分清主次。抑强，就是抑其克者之强，如木旺克土，抑强，泻肝，疏肝；扶弱，扶其被克者之弱，肝旺必克脾，在调整肝脾之间的关系的时候，按照这样一个原则，叫既抑制肝还要扶助脾，抑强扶弱。但是在具体处理的时候要必须分清是肝旺为主呢还是脾虚为主呢？分清主次来正确进行调节，调整两者之间的关系，在这个原则指导下，所制定的常用的治疗方法，以下介绍四种。

抑木扶土法是以疏肝健脾药治疗肝旺脾虚的方法。亦称谓疏肝健脾法、平肝和胃法、调理肝脾法，适用于木旺克土之证，临床表现为胸闷胁胀，不思饮食，腹胀肠鸣，大便或秘或溏或脘痞腹痛，嗳气，矢气等证。

培土制水法是用温运脾阳或温肾健脾，以治疗水湿停聚为病的方法，又称培土利水法、温肾健脾法。适用于脾虚不运、水湿泛滥所致水肿胀满之证。

佐金平木法是清肃肺气以抑制肝木的一种治疗方法，又称泻肝清肺法。临床上多用于肝火偏盛，影响肺气清肃之证，又称"木火刑金"。表现为胁痛，口苦，咳嗽，痰中带血，急躁烦闷，脉弦数等证。

泻南补北法即泻心火滋肾水，又称泻火补水法、滋阴降火法、壮水制火法。适用于肾阴不足，心火偏旺，水火不济，心肾不交之证。该证表现为腰膝酸痛，心烦失眠，遗精等。因心主火，火属南方；肾主水，水属北方，故称本法为泻南补北，这是水不制火时的治疗方法。但要明确，肾为水火之脏，肾阴虚亦能使相火偏亢，出现梦遗、耳鸣、喉痛、咽干等，也称水不制火，这属于一脏本身水火阴阳的偏盛偏衰，与五行生克的水不制火有所不同。

以上我们讨论的这些都是按照五行相克规律确定的治疗原则和方法，都是临床常用的原则和方法，我们都应该很好地掌握。下面讨论调情志问题。

（3）调节情志病：学员问，老师怎样运用五行五脏调节情志病？

老师说，情志疾病的治疗主要靠精神疗法，也就是所谓的以情胜情疗法。而情志生于五脏，五脏之间有着生克关系，所以，情志之间也存在这种关系。由于在生理上人的情志变化有着相互抑制的作用，在病理上和内脏有密切关系，故在临床上可以用情志的相互制约关系来达到治疗的目的。以《黄帝内经》"怒伤肝，悲胜怒"；"喜伤心，恐胜喜"；"思伤脾，怒胜思"；"忧伤肺，喜胜忧"；"恐伤肾，思胜恐"等为理论依据进行调理。

学员问，在治疗疾病中还有哪些方面可以应用？

（4）针灸和用药方面：老师说，在针灸取穴和临床用药方面都能用到。我简单说一下，以后在临床章节中再详细讨论。在针灸疗法取穴上，针灸医学将手足十二经四肢末端的穴位分属于五行，即井、荥、俞、经、合五种穴位属于木、火、土、金、水。临床根据不同的病情以五行生克乘侮规律进行选穴治疗。

在指导脏腑用药方面，以中药色味为基础，以归经和性能为依据，按五行学说加以归类：如青色、酸味入肝；赤色、苦味入心；黄色、甘味入脾；白色、辛味入肺；黑色、咸味入肾。这种归类是脏腑选择用药的参考依据。

到现在为止我们把五行学说的全部内容讨论完了。五行学说是说明世界物质是永恒运动的一种观念。一方面认为世界万物是由木、火、土、金、水五种基本物质所构成，对世界的本原做出了正确的回答；另一方面又认为任何事物都不是孤立的、静止的，而是在不断的相生、相克的运动之中维持着协调平衡。所以，五行学说不仅具有唯物观，而且含有丰富的辩证法思想，是我国古代用以认识宇宙，解释自然事物在发生发展过程中相互联系的一种科学的思维法则。

中医学领域运用五行学说，以系统结构观点来观察人体，阐述人体局部与局部、局部与整体之间的有机联系，以及人体与外界环境的统一，加强了中医学整体观念的论证，使中医学更加系统化，对中医学特有的理论体系的形成，起到了巨大的推动作用，成为中医学理论体系中的哲学基础重要的组成部分。中医学着重应用五行互藏理论说明自然界多维性、多层次无限可分的物质结构和属性，以及脏腑之间的相互联系互藏规律，揭示机体内部与外界环境的动态平衡的调节机制。阐明了健康与疾病，以及疾病的诊断和防治的规律等。这一切都等待我们去掌握，去应用，去开发，去开拓人类健康的未来！

思考题

1. 五行怎样说明脏腑的生理功能和相互关系？
2. 五行的生克传变对五脏病变有哪些影响？
3. 五行学说怎样指导疾病的诊断？
4. 怎样用五行学说控制疾病的传变？
5. 五行学说怎样确立疾病的治则和治法？
6. 怎样用五行学说调节情志病？

因地制宜

因地制宜，是指根据不同地域的具体情况，制订与之相应的措施。这个成语出自《吴越春秋·阖闾内传》：春秋末年，伍子胥逃到吴国，吴王很器重他。一次，吴王征询伍子胥有什么办法能使吴国强盛起来，伍子胥说："要想使国家富强，应当由近及远，按计划分步骤做。首先要修好城市的防御工事，把城墙筑得既高又坚实；其次应加强战备，充实武库，同时还要发展农业。充实粮仓，以备战时之需"。吴王听了高兴地说："你说得很对！修筑城防，充实武库，发展农业，都应因地制宜，不利用自然条件是办不好的。"

这种"因地制宜"的措施果然使吴国很快强盛起来。无独有偶，18世纪，法国的启蒙思想家孟德斯鸠也提出一项因地制宜、治理国家的政策，即"地理环境决定论"。他认为：土地膏腴，出产丰富，使人因生活富裕而柔弱怠惰，贪生怕死，这些地区的国家常是"单人统治的政体"；土地贫瘠和崎岖难行的多山国家，人民勤奋耐劳，生活俭朴，勇敢善战，他们不易被征服，常是"数人统治的政体"。他建议立法者考虑不同的地形环境、气候因素来制定恰当的法律。

中医强调因地制宜治疗疾病。因为不同的地区所引起的疾病各不相同。在西北高原地区，气候寒冷，干燥少雨，当地人们依山陵而居，常处在寒风凛冽之中，多吃牛羊乳汁和动物骨肉，故体格健壮，不易感受外邪，其病多内伤；而东南地区，草原沼泽较多，地势低洼，温热多雨，人们的皮肤色黑，腠理疏松，多易致痈疡，或易致外感。因此，治疗时就应该根据地域不同，区别用药。如同为外感风寒，则西北严寒地区，用辛温发散药较重；而东南地区，用辛温发散药较轻，这就是因地制宜原则在中医学上的具体应用。

《内经》专设《异法方宜论》一篇，讨论不同地域的人们易患的病种，以及病变和治法特点等。可见，古代中医学家十分重视因地制宜治疗疾病。

秀才用五行——为何叫"买东西"而不叫"买南北"

有这样一个故事：一位寒酸的秀才，拎着一个竹篮子在集市上闲逛。遇到一位财主，想故意难为他，就问秀才："你拎着篮子干什么呢？"秀才答："买东西！"财主奚落他："还买东西，穷的屁股挂铃铛，你为啥不买南北呢？"秀才答："东方甲乙木，西方庚辛金，这些都能装进我的篮子；南方丙丁火，会把我的篮子烧掉；北方壬癸水，装进我的篮子都漏掉了。所以我才买东西。"财主听了，大为佩服，就掏钱买了鱼和肉给秀才装满了篮子。

笔记八　心——君主之官

学员主持人说，今天开始讨论五脏学说，指导老师说过五脏学说也是中医基础的重点，我们要认真讨论并做好笔记，下面欢迎老师给我们详细讲解。

老师说，古人把"心"称谓"君主之官"，他起着首领和统帅的作用。今天我们讨论君主之官，他是五脏之一，用现代话说是"心脏学说"。在讨论主题之前，我还要说明一个问题。昨天有学员问什么是五脏？先得说明一下什么是五脏？

什么是五脏？五脏是指心肝脾肺肾的总称。另外，在中医脏象学说里把心包络也称之为一脏。源于经络学说，称心包络为脏。因此，在中医文献上，也有称"六脏"，与六腑相对应。目前中医理论体系，讲五脏，强调的是心肝脾肺肾五脏，而心包络作为心的附属器官来论述。因为心包络所反映出来的生理功能、生理特性，与五脏相比较而言，还不是那么系统，那么完整，只做心脏的保卫器官来认识。因此，我们常常讲五脏，不讲六脏。

学员们要明确，我们学习五脏，主要学习它的生理功能、生理特性与形体官窍、情志、五液、五时等的关系。为了便于学习加深理解，把它分解开来一个一个的讨论。我们在前面讨论阴阳五行的时候，已经反复强调人是一个有机的整体，那么我们现在考察人体脏腑的生理功能，亦同样如此。首先把五脏系统作为一个整体来考察，在这个思想基础上，坚持人体五脏系统任何一个生理功能都是五脏的整体调节的结果，共同参与的结果。离开这样一个思维方式，就不会对中医脏象原理有完整的认识。所以要求同学们注意加深理解，反复深思，慢慢地真正从本质上来理解脏象学说的具体内容。以下分别来讨论，我们现在讨论心脏学说。

学员问，老师什么是心？

老师说，心位于胸中，两肺之间，膈膜之上，外有心包卫护。心的主要功能是主血脉和主神志。与夏气相通应。在五行属火，心在体合脉，其华在面，在窍为舌，在志为喜，在液为汗。下面分别讨论。

1. 心的生理功能

学员问，心怎样主血脉，主神志？

老师说，心的主要生理功能是主管血脉和神志，咱们分别来讨论。

（1）主血脉：所谓心主血脉，主是主持和管理之意，是指心具推动和调控血液在脉管中运行以濡养全身的作用。心气是推动和调控血液运行的主要动力。心主血脉主要从三个方面理解。

一是心气充沛，搏动正常。心阴与心阳协调，心脏搏动有力，频率适中，节律一致，血液才能正常地输布全身。若心气不足，心脏搏动无力。心阴不足，心脏搏动过快而无力。心阳不足，心脏搏动迟缓而无力。均可导致血液运行失常。

二是血液充盈。心有生血的作用，即"奉心化赤"。饮食水谷经脾胃之气的运化，化为水谷之精，变成营气和津液，进入血脉，在心火的作用下化赤为血，即"浊气归心，淫精于脉。"若心火虚衰，可致血液化生障碍。

三是脉道通利。即脉管富有弹性并畅通无阻。脉管的舒缩与心气的推动和调控作用有关。心阳与心阴协调共济，则脉管舒缩有度，血流通畅，既不过速而致妄行，又不过缓而致瘀滞。若心气不充或阴阳失调，经脉壅塞不通，舒缩失常，不能正常地输送血液，人体得不到血液濡养，常见到心悸怔忡或心胸憋闷疼痛，唇舌青紫，脉细涩或结代等证。

心、脉、血三者密切相连，构成一个血液循环系统。血液在脉中正常运行，必须以心气充沛，血液充盈，脉管通利为基本条件。其中心脏的正常搏动，对血液循环系统生理功能的正常发挥起着主导作用，所以说"心主血脉"。

（2）主神志：人体之神，有广义与狭义之分。广义之神，是整个人体生命活动的外在体现的高度概括；狭义之神，是指人的精神、意识、思维、情感活动等。心主神志，主要体现在主司精神、意识和思维等心理活动的功能。临床上往往指狭义之神。如《素问·灵兰秘典论》说："心者，君主之官也，神明出焉。" 也是望诊的主要内容。

中医学的心主神志理论，一直都有效地指导着中医临床实践。精神情志异常的疾病，证见心火亢盛、痰火扰心、痰迷心窍等，均从恢复心的生理功能入手，临床常采用清心泻火、化痰开窍的治则取得满意疗效。

心主血脉与主神志有密切关系。血是神志活动的物质基础，神志必须依赖心血的濡养。正如《灵枢·营卫生会》说："血者，神气也。"心血充足能化气养神，使心神不惑而精明，又可驭气以调心血的正常运行。

下面说说它的生理功能。

2. 心的生理特性

学员问，心有哪些生理特性？

老师说，心的生理特性主要有两方面。

其一是心为阳中之阳。心在五行属火，为阳中之阳，故称为阳脏，又称"火脏"。火性光明，烛照万物。心以阳气为用，心之阳气有推动心脏搏动，温通全身血脉，兴奋精神，使生机不息的作用。

其二是心与夏气相通应。"通"即相互通应之意。人与自然是一个统一整体，人体的阳气随着自然界阴阳之升降而发生周期性变化，夏季以炎热为主，心为火脏，阳气最盛，为阳中之阳，同气相求，故夏季与心相应。心阳虚衰的患者，其病情往往在夏季缓解，自觉症状也有所减轻。而阴虚阳盛之体的患者，在夏季又往往加重。即《素问·阴阳应象大论》所说的"阳胜则身热……能冬不能夏"。从养生的角度讲,在夏三月应当"夜卧早起,无厌于日"。下面说说它的生理联系。

3. 心与窍的生理联系

学员问,脏的生理联系是否就是藏(cáng)于内而像于外的表现?

老师,你说得很对。

学员又问,那心的情况表现在哪些方面?老师说,主要有四个方面。

(1)在体合脉,其华在面:心在体合脉,是指全身的血脉统属于心,由心主司。心气充沛,心血充盈,脉体充实,脉搏缓和有力;心气虚弱,心血不足,脉搏细软,结代无力。

其华在面,是指心脏精气的盛衰,可从面部的色泽表现出来。心气旺盛,血脉充盈,则面部红润光泽。心气不足,面色㿠白晦滞;心血亏虚,面色无华;心脉痹阻,面色青紫;心火亢盛,面色红赤;心阳暴脱,面色苍白晦暗。故《素问·五藏生成》说:"心之合,脉也;其荣,色也。"

(2)在窍为舌:心开窍于舌,是指观察舌的变化可以了解心的主血脉及藏神功能是否正常。心主血、藏神功能正常,舌体红活荣润,柔软灵活,味觉灵敏,语言流利。若心血不足,舌淡瘦薄;心火上炎,舌红生疮;心血瘀阻,舌质紫暗,或有瘀斑;心主神志功能失常,可见舌强、语謇,甚或失语等。故有"舌为心之苗"之称。

(3)在志为喜:心在志为喜,是指心的生理功能与喜有关。喜有益于心主血脉的功能,《素问·举痛论》说"喜则气和志达,营卫通利"。但喜乐过度则可使心神受伤,《灵枢·本神》说"喜乐者,神惮散而不藏"。从心主神志的功能状况来分析,精神亢奋可使人喜笑不休,精神萎靡可使人易于悲哀。正如《素问·调经论》"神有余则笑不休,神不足则悲哀"。也由于心为神明之主,不仅喜能伤心,而且五志过极均能损伤心神。所以《灵枢·邪气藏府病形》说:"愁忧恐惧则伤心。"

(4)在液为汗:心在液为汗,是指汗液的生成、排泄与心的关系密切。心主血脉,血液与津液互化同源,血液中的水液渗出脉外则为津液,津液通过阳气蒸化从玄府排出,即为"汗液"。古云"汗血同源",心血充盈,津液充足,汗化有源。汗出过多,津液大伤,必然耗及心精心血,可见到心慌、心悸之症。汗多亦可耗散心气或心阳,大汗可致心气、心阳暴脱。故有"汗为心之液"之说。

附:心包络

心包络,简称心包,亦称"膻中",是心脏外面的包膜,其上附有脉络,是通行气血的经络,统称心包络。有保护心脏的作用,在经络学说中,手厥阴心包经与手少阳三焦经相为表里,故心包络属于脏。古代医家认为,心为人身之君主,不得受邪,所以若外邪侵心,则心包络当先受病,故心包有"代心受邪"之功用。如《灵枢·邪客》说:"心者,五脏六腑之大主也,精神之所舍也。其脏坚固,邪弗能容也。容之则心伤,心伤则神去,神去则死矣。故诸邪之在于心者,皆在于心之包络。"其临床表现,主要是心藏神的功能异常,在温病学说中,将外感热病中出现的神昏谵语的病证称之为"热入心包"，将由痰浊引起的神志模糊、精神呆滞的病证称为"痰热蒙蔽心包"。实际上，心包受邪所出现的病证与心的病证是一致的，故在辨证和治疗上也大体相同。

今天就讨论到此，下一节我们讨论肺脏学说。

思考题

1. 心脏有哪些生理功能？
2. 心的生理特性有哪些？
3. 心与哪些窍有联系？有何意义？

笔记九　肺——相傅之官

学员问，什么是相傅之官？

老师说，《黄帝内经》把"肺"称谓"相傅之官"。相傅之官，犹如相傅辅佐着君主之义，因肺主一身之气而调节全身的活动。我先简单介绍一下肺的形态和位置。

肺位于胸腔，左右各一，覆盖于心之上，上连气道，与喉、鼻相连，故称喉为肺之门户，鼻为肺之外窍。肺在五脏六腑中位置最高，覆盖诸脏，故有"华盖"之称。肺一呼一吸，是气体交换出入的门户，也是人体脏腑重要的器官，维持生命活动的动力之源。肺在五行中属金，为阳中之阴，与自然界秋气相通应。肺气以宣发肃降为基本运行形式，主气司呼吸，主行水，朝百脉，主治节。肺叶娇嫩，不耐寒热燥湿诸邪之侵；肺又上通鼻窍，外合皮毛，与自然界息息相通，易受外邪侵袭，故有"娇脏"之称。肺在体合皮，其华在毛，在窍为鼻，在志为悲（忧），在液为涕。手太阴肺经与手阳明大肠经相互属络于肺与大肠，相为表里。

下面从生理功能、特性和联系方面来讨论。

1. 肺的生理功能

学员问，老师肺有哪些生理功能？

老师说，肺的生理功能主要有四方面。

（1）肺主宣发与肃降：肺气主宣发，宣发是宣布、发散，是指肺气向上向外布散气和津液的作用。主要体现有三方面：一是呼出体内浊气；二是将脾所转输来的津液和部分水谷精微上输头面诸窍，外达于全身皮毛肌腠；三是宣发卫气于皮毛肌腠，以温分肉，充皮肤，肥腠理，司开阖，将代谢后的津液化为汗液，并控制和调节其排泄。如《灵枢·决气》云："上焦开发，宣五谷味，熏肤，充身，泽毛，若雾露之溉。"又如《灵枢·痈疽》曰："上焦出气，以温分肉而养骨节，通腠理。"若因外感风寒而致肺失宣发，则致呼吸不畅，胸闷喘咳；卫气被郁遏，腠理闭塞，可致恶寒无汗；津液内停，可变为痰饮，阻塞气道，则见呼吸困难，喘咳不得卧，或容易感冒等证。

肺气主肃降，肃降是清肃、下降，是指肺气向内向下布散气和津液的作用。也体现在三方面：一是吸入自然界之清气，并与谷气相结合生成宗气，下济以资元气。二是输布水谷精微和津液。将脾转输至肺的津液及部分水谷精微向下向内布散，将脏腑代谢后产生的浊液下输于肾或膀胱，化为尿液排出体外。三是肃清肺和呼吸道的异物，使呼吸道保持洁净通畅。若肺失肃降，则可出现呼吸表浅或短促，咳喘气逆等证。

　　总之，肺的宣发和肃降功能涉及主气、司呼吸、津液代谢、卫气输布等，说明肺的宣发和肃降是肺的基本功能形式，肺的其他功能都通过宣发与肃降功能来完成。肺的宣发和肃降，是相辅相成的。上与下、散和收，既对立又统一，没有正常的宣发，就不能很好地肃降；不能很好地肃降，也必然影响正常的宣发。临床治疗肺系疾病时，往往宣肺与降肺的药物综合应用，如麻杏石甘汤中的麻黄和杏仁的综合使用等。

　　（2）肺主气，司呼吸：肺有调节、主持各脏腑经络之气的功能。在《素问·五藏生成》篇中说："诸气者，皆属于肺。"肺主气包括主呼吸之气和主一身之气。

　　1）主呼吸之气：肺是主管呼吸的，肺是体内外气体交换的场所，肺从自然界吸入清气（氧气），呼出体内浊气（二氧化碳），从而保证人体新陈代谢的正常进行。如《素问·阴阳应象大论》中说："天气通于肺。"就是通过肺的呼吸作用，不断吸进清气，排出浊气，吐故纳新，实现机体与外界环境之间的气体交换。

　　肺主呼吸，实际仍是肺气宣发与肃降作用在气体交换过程中的具体表现：肺气宣发，浊气得以呼出；肺气肃降，清气得以吸入。肺气的宣发与肃降作用协调有序，则呼吸均匀通畅。若二者功能失调，则见"肺气失宣"或"肺失肃降"。如外感引动内饮，阻塞气道，肺气失宣，多为胸闷气急或发为哮喘；肝火上炎，耗伤肺阴，肺失肃降，多致喘咳气逆等证。

　　2）主一身之气：在《素问·六节藏象论》中说："肺者，气之本。"主要体现在气的生成和调节两方面：一是，参与宗气的生成。肺吸入的自然界清气，与脾胃运化的水谷精气相结合生成宗气。宗气在肺中生成，积存于胸中"气海"，上走息道出喉咙以促进肺的呼吸，并能贯注心脉以助心推动血液运行，沿三焦下行脐下"丹田"以资先天元气。肺的呼吸功能健全与否，不仅影响着宗气的生成，也影响着一身之气的盛衰。二是，调节全身气机。肺的宣发肃降正常，呼吸均匀通畅，节律一致，和缓有度，则各脏腑经络之气升降出入运动通畅协调。

　　总之，人身之气通过肺而布散至全身，以维持脏腑功能活动。如肺主气功能失调，会出现咳嗽、气喘、呼吸无力等症状。

　　（3）肺主通调水道：肺主通调水道。通，即是疏通；调，即是调节；水道，是水液运行排泄的通道。所谓通调水道，是指肺气宣发肃降作用对体内水液运行、输布和排泄起着疏通和调节作用。肺气的宣发功能实现了水液代谢的三条途径：首先通过宣发，将水液布散于皮毛和周身，发挥滋养作用；其次通过宣发，还可将卫气布散于皮毛，在卫气的作用下，上述布散于皮毛的水液可化为汗液，排出于体外；再次通过宣发，呼出浊气，带走部分水液。

　　肺气的肃降功能实现了水液代谢的两条途径：一为通过肺的肃降，将上焦的水液向下布散，部分水液经肾的气化下输膀胱，生成尿液排出体外；另一是肺的肃降，推导大肠传导，随粪便带走部分水分，因此，称为"肺主行水"。又因为肺为华盖，在五脏六腑中位置最高，参与调节全身的水液代谢，亦云"肺为水之上源"。

外邪袭肺，肺失宣发，可致水液向上向外输布失常，出现无汗、全身水肿等症。内伤及肺，肺失肃降，可致水液不能下输其他脏腑，浊液不能下行至肾或膀胱，出现咳逆上气，小便不利，或水肿。临床上对水液输布失常病证，可用"宣肺利水"和"降气利水"的方法进行治疗，即《内经》所谓"开鬼门"之法，古人喻之为"提壶揭盖法"。清·徐大椿《医学源流论》则称之为"开上源以利下流"。

可见肺的宣发和肃降，对体内水液的输布、运行和排泄起着疏通和调节的作用，从而达到防止水液停聚而生痰成饮，甚则水肿等病变。

（4）肺朝百脉，主治节：肺朝百脉，朝，即是聚会。全身的血液都通过经脉而聚合于肺，通过肺的呼吸进行气体交换，然后输布全身，这称之为朝百脉。如《素问·经脉别论》云："食气入胃，浊气归心，淫精于脉，脉气流经，精气归于肺，肺朝百脉，输精于皮毛。"

其生理意义有二：一为气体交换，通过肺的呼吸，吸入清气，呼出浊气，清气随血液运行至全身，维持人体的生命活动；二是助心行血。血液的运行依靠气的推动，肺朝百脉，将肺气散布于血液当中，辅助心脏推动血液的运行。

若肺气虚弱或壅塞，不能助心行血，则可导致心血运行不畅，甚至血脉瘀滞，出现心悸胸闷，唇青舌紫等症；反之，心气虚衰或心阳不振，心血运行不畅，也能影响肺气的宣通，出现咳嗽、气喘等证。

肺主治节，治节，即是治理、调节。是指肺具有辅助心脏治理调节全身之气血津液及各脏腑生理功能的作用。《素问·灵兰秘典论》说："肺者，相傅之官，治节出焉。"肺主治节的生理作用主要表现在四个方面：一是治理调节呼吸运动。肺气的宣发与肃降作用协调，维持通畅均匀的呼吸，治理调节全身的呼吸运动。二是调理全身气机。通过呼吸运动，调节一身之气的升降出入，保持全身气机调畅。三是治理调节血液的运行。通过肺朝百脉和气的升降出入运动，辅佐心脏，推动和调节血液的运行。四是治理调节津液代谢。通过肺气的宣发与肃降，治理和调节全身水液的运行、输布与排泄。由此可见，肺主治节，是对肺的主要生理功能的高度概括。下面讨论肺的生理特性。

2. 肺的生理特性

学员问，肺有哪些生理特性？

老师说，肺的生理特性咱们从四个方面讨论。

（1）肺为华盖，与外界直接相通："华盖"，原指古代帝王的车盖。《素问·病能论》说："肺为藏之盖也。"《灵枢·九针论》说："肺者，五脏六腑之盖也。"肺位于胸腔，覆盖五脏六腑之上，位置最高，因而有"华盖"之称。肺易于感受外邪，尤其风寒、温热之邪，邪易犯肺，引起肺卫失宣和肺窍不利等病变，初期多见恶寒、发热、咳嗽、气喘、鼻塞流涕等证，故有"肺多表证"之说。

（2）肺为娇脏，不耐寒热：肺能宣发卫气于体表，具有保护诸脏免受外邪侵袭的作用。然肺为清虚之体，性喜清润，不耐寒热，不容异物，易被邪侵，称为娇脏。简言之，肺位最高，邪必先伤；肺为清虚之脏，清轻肃静，不容纤芥，不耐邪气之侵。故无论外感、内伤或其他脏腑病变，皆可病及于肺而发生咳嗽、气喘、咯血、失音、肺痨、肺痿等病症。若娇嫩之肺脏一旦被邪侵犯，治疗当以"治上焦如羽，非轻不举"为法则，用药以轻清、宣散为贵，过寒过热过润过燥之剂皆所不宜。

（3）肺喜润恶燥：肺性喜清润，恶燥邪。燥邪最易耗伤肺津，表现为口鼻干燥、干咳少痰、咽干音哑等。

（4）肺与秋气相通应：肺与秋气同属于五行之金。时令至秋，暑去而凉生，草木皆凋。人体肺脏主清肃下行，为阳中之阴，同气相求，故与秋气相应。秋季之肃杀，是对夏气生长太过的削减；肺气之肃降，是对心火上炎太过的制约。肺与秋气相通，故肺金之气应秋而旺，肺的制约和收敛功能强盛。时至秋日，人体气血运行也随"秋收"之气而衰落，逐渐向"冬藏"过渡。故养生家强调，人气亦当顺应秋气而渐收。如《素问·四气调神大论》云："秋三月……使志安宁，以缓秋刑；收敛神气，使秋气平；无外其志，使肺气清。此秋气之应，养收之道也。"治疗肺病时，秋季不可过分发散肺气，而应顺其敛降之性。此外，秋季气候多清凉干燥，而肺为清虚之脏，喜润恶燥，故秋季易见肺燥之证，临床常见干咳无痰、口鼻干燥、皮肤干裂等证。

肺的生理特性就说到这里下面讨论肺与窍的生理联系。

3. 肺与窍的生理联系

学员问，肺与窍有哪些联系？

老师说，肺与官窍的联系主要有四个方面，我们分别来讨论。

（1）在体合皮，其华在毛：皮毛，包括皮肤、汗腺、毫毛等组织，是一身之表。它们依赖于卫气和津液的温养和润泽，具有防御外邪，调节津液代谢，调节体温和辅助呼吸的作用。肺与皮毛相合，是指肺与皮毛的相互为用的关系。

肺对皮毛的作用，主要有二：一是肺气宣发卫气布达于皮毛，发挥卫气的温分肉，充皮肤，肥腠理，司开阖及防御外邪侵袭的作用；二是肺气宣发输精于皮毛，使之红润光泽。若肺的精气亏虚，既可致卫表不固的自汗或易感冒，又可因皮毛失濡而见皮毛憔悴枯槁等。

皮毛对肺的作用，也有二：一是皮毛能宣散肺气，以调节呼吸。《内经》把汗孔称作"玄府"，又叫"气门"。是说汗孔不仅是排泄汗液之门户，而且也是随着肺的宣发和肃降进行体内外气体交换的部位。二是皮毛受邪，可内合于肺。如寒邪客表，卫气被郁遏，可见恶寒发热、头身疼痛、无汗、脉紧等症，若伴有咳喘等症，则表示病邪已伤及肺脏。故治疗外感表证时，解表与宣肺常同时并用。

（2）开窍为鼻：鼻为呼吸之气出入的通道，与肺直接相连，所以称鼻为肺之窍。鼻为呼吸道之最上端，通过肺系的喉咙、气管等与肺相联，具有主通气和主嗅觉的功能。鼻的通气和嗅觉功能，全赖肺气的宣发作用。肺气宣畅，则鼻窍通利，呼吸平稳，嗅觉灵敏；肺失宣发，则鼻塞不通，呼吸不利，嗅觉亦差。在《内经》中云："鼻者，肺之官也""肺气通于鼻，肺和则鼻能知臭香矣。"临床上常常把鼻的异常变化作为诊断肺系病的依据之一，反之鼻病亦从肺论治，如治疗鼻塞流涕、嗅觉失常等病证，多用辛散宣肺之法常可取效。

喉亦称为肺之门户，乃为呼吸之气出入的通道，又是发音的主要器官。肺之经络上通于喉，喉的通气和发音则与肺密切相关。若肺气宣畅，则呼吸通利，声音洪亮；肺气不足，鼓动无力，则声音低微；肺阴不足，虚火内盛，则咽喉微痛，声音嘶哑；邪热壅盛，则咽喉肿痛，声音重浊，嘶哑，甚则失音。故有"金破不鸣""金实不鸣"之称。亦有"鼻为肺之窍""喉为肺之门户"之所称。

（3）在志为悲忧：关于肺之志，《内经》有二说：一说肺之志为悲；一说肺之志为忧。但在论及五志相胜时则说"悲胜怒。"悲和忧虽然略有不同，但其对人体生理活动的影响是大致相同的，因而忧和悲同属肺志。悲忧皆为人体正常的情绪变化或情感反映，皆由肺精、肺气所化生，是肺精、肺气生理功能的表现形式。过度悲哀或过度忧伤，则属不良的情志变化，对人体的影响主要是损伤肺精、肺气，或导致肺气的宣降运动失调。如《素问·举痛论》中说："悲则气消。"悲伤过度，可出现呼吸气短等肺气不足的现象。反之，肺精气虚衰或肺气宣降失调时，机体对外来非良性刺激的耐受能力下降，易于产生悲忧的情绪变化。

（4）在液为涕：涕，即鼻涕，为鼻黏膜的分泌液，有润泽鼻窍的作用。鼻涕是由肺精所化，由肺气的宣发作用布散于鼻窍，故《素问·宣明五气》中说："五脏化液……肺为涕。"肺精、肺气的作用是否正常，亦能从涕的变化中得以反映。如肺精、肺气充足，则鼻涕润泽鼻窍而不外流。若寒邪袭肺，肺气失宣，肺之精津被寒邪所凝而不化，则鼻流清涕；肺热壅盛，则可见喘咳上气，流涕黄浊；若燥邪犯肺，则又可见鼻干而痛无涕。

关于肺脏学说就讨论到此，下一节我们讨论脾脏学说，这是重要的一节，因为脾为后天之本，我们可以先复习一下。

思考题

1. 肺有哪些生理功能？
2. 你知道肺的生理特性是什么？
3. 哪些窍与肺有关？

笔记十　脾——谏仪之官

　　学员主持人说，前面我们学习了心肺学说，今天讨论后天之本，也是重要的一节，需要我们拿出更好的精神状态积极讨论，现在欢迎老师给我们讲解！

　　老师说，在《素问·刺法论》中把脾称谓"谏仪之官"谏仪：谏，正也，以道正人行；仪，论事，言得其宜为之仪。谏仪是以正确的立场，论述适宜恰当的事情。这里是说"脾主运化，为后天之本"，为五味（饮食）化生的本源，也是提供脏腑器官和全身营养的源泉。我用现代话说"什么是脾？"

　　脾居中焦，在膈之下，胃之左。在《素问·太阴阳明论》中说："脾与胃以膜相连"。脾的主要生理功能是主运化，升清，统摄血液。脾胃同位中焦，是人体对饮食物进行消化、吸收和输布其精微的主要脏器。人出生之后，生命中的精、气、血、津液的化生活动，均赖于脾胃运化的水谷精微来充实，故称脾胃为"后天之本"。脾气的运动特点是主升举。脾为太阴湿土，又主运化水液，故喜燥恶湿。

　　脾在体合肌肉而主四肢，在窍为口，其华在唇，在志为思，在液为涎。足太阴脾经与足阳明胃经相互属络于脾与胃，相为表里。脾在五行属土，为阴中之至阴，与长夏之气相通应，旺于四时。

　　下面先从脾的生理功能说起。

1. 脾的生理功能

　　学员问，脾有哪些生理功能？

　　老师说，脾的生理功能主要是主运化、升清和统血，以下分别讨论。

　　（1）主运化：脾主运化，运，即转运输送，化，即消化吸收。脾主运化，是指脾具有把饮食水谷转化为水谷精微和津液，并将其吸收、转输到全身各处以维持各组织的生理功能。这是整个饮食物代谢过程中的中心环节，也是后天维持人体生命活动的主要生理功能。为了更详细地说明脾气运化的具体作用和过程，将其分为运化食物和运化水液两个方面的生理过程来阐述。

　　1）运化食物：是指脾气促进食物的消化和吸收并转输其精微的功能。食物经胃的受纳腐熟，被初步消化后，变为食糜，下送于小肠作进一步消化。食物的消化虽在胃和小肠中进行，但必须经脾气的推动、激发作用，食物才能被消化。由胃传入小肠的食糜，经脾气的作用进一步消化后，则分为清浊两部分。其精微部分，经脾气的激发作用由小肠吸收，再由脾气的转输作用输送到其他四脏，分别化为精、气、血、津液，内养五脏六腑，外养四肢百骸、皮毛筋肉。如《素问·经脉别论》云："饮入于胃，游益精气，上输于脾，脾气散精，上归于肺"。又如《素问·厥论》所云"脾主为胃行其津液者也"。因此，脾气的运化功能健全，则能为化生精、气、血等提供充足的原料，脏腑、经络、四肢百骸筋肉皮毛等组织就能得到充足的营养而发挥正常的生理活动。若脾气的运化功能减退，称为脾失健运，也必然影响食物的消化和水谷精微的吸收而出现腹胀、便溏、食欲不振以致倦怠、消瘦等精气血生化不足的病变。

2）运化水液：是指脾气的吸收、转输水精，调节水液代谢的功能。脾气运化水液的功能主要表现为两个方面：一是将胃和小肠消化吸收的津液，即水精，以及大肠吸收的水液，由肾气的蒸化作用回收的水液，经脾气的转输作用上输于肺，再由肺的宣发肃降作用输布于全身，使"水精四布，五经并行"。二是在水液的代谢过程中起枢转作用。肺为水之上源，肾为水之下源，而脾居中焦，为水液升降输布的枢纽。凡水液的上腾下达，均赖于脾气的枢转。脾气散精，将水精和部分谷精一同上输于肺，其中清纯部分经肺的宣发作用，输布于皮毛、肌腠和头面诸窍而润泽之；浓厚部分在肺的肃降作用下，下行濡润五脏六腑。输送到皮肤肌腠的津液被利用后可化汗排出体外。输送到脏腑的水精，被脏腑利用后化为浊液归肾或膀胱，经肾气的蒸化作用，浊中之清上升，经脾气之转输上达于肺，再次参与水液代谢；浊中之浊变为尿液排出体外。由于脾气在水液的升降布散运动中发挥着枢转作用，使之上行下达，畅通无阻，从而维持了水液代谢的平衡。若脾气运化水液的功能失常，必然导致水液在体内停聚而产生水湿痰饮等病理产物，甚至导致水肿，故《素问·至真要大论》中说："诸湿肿满，皆属于脾。"临床治疗此类病证，一般采用健脾燥湿和健脾利水之法。

运化食物和运化水液，是脾主运化的两个方面，二者是同时进行的，二者之间又是互相联系的不可分割的。食物是人类出生后所需营养的主要来源，也是生成精、气、血、津液的主要物质基础，而饮食物的消化及其精微的吸收、转输都由脾所主，脾气不但将饮食物化为水谷精微，为化生精、气、血、津液提供充足的原料，而且能将水谷精微吸收并转输至全身，以营养五脏六腑、四肢百骸，使其发挥正常功能，并能充养先天之精，促进人体的生长发育，是维持人体生命活动的根本，故称为"后天之本"。"脾为后天之本"的理论，对养生防病有着重要意义。在日常生活中注意保护脾胃，使脾气充实，运化功能健全，则正气充足，不易受到邪气的侵袭。否则，脾气不健，气血亏虚，体弱易病。正如《脾胃论·脾胃盛衰论》所说："百病皆由脾胃衰而生也。"所以说脾的运化食物和水液，在生理上是互相联系，在病理上又是互相影响的。

（2）脾气主升：脾气主升，是指脾气的运动特点，以上升为主，表现为升清物和升举内脏两方面生理作用。

1）升清：清，是指水谷精微的营养物质。脾主升清，是指脾气的升动转输作用，将胃肠道吸收的水谷精微和水液上输于心、肺等脏，通过心、肺的作用化生气血，以营养濡润全身。若脾气虚衰或被湿浊所困，升动转输功能失常，则致水谷精微和水液的输布运行失常，气血的化生和输布障碍，各脏腑经络形体官窍因得不到精气血津液的滋润、濡养和激发、推动作用而致功能不能正常发挥，因而出现各种各样的代谢失常的病变。

脾气的升清作用，实际上是脾气运化功能的表现形式。脾主升清与胃主降浊相对而言，二者相互为用，相反相成。如《临证指南医案·脾胃门》中说："脾宜升则健，胃宜降则和"。脾胃升降协调，共同完成饮食水谷的消化和水谷精微的吸收、转输。若脾气虚弱而不能升清，浊气亦不得下降，则上不得精气之滋养而见头目眩晕，精神疲惫；中有浊气停滞而见腹胀满闷；下有精气下流而见便溏、泄泻。

2）升举内脏：脾主升举内脏，是指脾气上升能起到维持内脏位置的相对稳定，防止其下垂的作用。脾气上升而胃气下降，升降协调平衡，是维持脏器位置恒定不移的重要因素。由于脾气是主升的，因而脾气上升是防止内脏位置下垂的重要保证。若脾气虚弱，无力升举，反而下陷，可导致某些内脏下垂，如胃下垂、肾下垂、子宫脱垂、脱肛等证。临床治疗内脏下垂病证，常采用健脾升陷的补中益气汤治之。

（3）脾主统血：脾主统血，是指脾气有统摄、控制血液在脉中正常运行而不逸出脉外的功能。在《薛氏医案》中明确提出："心主血，肝藏血，脾能统摄于血。"在《金匮要略》中也说到："五脏六腑之血，全赖脾气统摄。"

脾气统摄血液的功能，实际上是气的固摄作用的体现。脾气是一身之气分布到脾脏的一部分，一身之气充足，脾气必然充盛；而脾气健运，一身之气自然充足。气足则能摄血，故脾统血与气摄血是统一的。脾气健旺，运化正常，气生有源，气足而固摄作用健全，血液则循脉运行而不逸出脉外。若脾气虚弱，运化无力，气生无源，气衰而固摄功能减退，血液失去统摄而导致出血。病理上，脾不统血与气不摄血的机制亦是一致的。只是由于脾气有升举的特性，并与肌肉有密切的关系，所以习惯上把下部和肌肉皮下出血，如便血、尿血、崩漏及肌衄等，称为脾不统血，寓涵血随气陷而下逸出血的病机在内。脾不统血由气虚所致，属虚性出血，一般出血色淡质稀，如为便血，可呈黑色柏油样，并有气虚见证。

2. 脾的生理特性

脾在五行当中属土，按阴阳划分，脾属脏为阴土，胃属腑为阳属阳土。具体有三个方面生理特性，以下分别来讨论。

（1）喜燥恶湿是脾的生理特性，与胃的喜润恶燥是相对而言的。脾之所以有喜燥恶湿的特性，是与其运化水液的生理功能分不开的。脾气健旺，运化水液功能正常，水精四布，无痰饮水湿停聚，即所谓"脾气散精，上输于肺"。若脾气虚衰，运化水液的功能障碍，痰饮水湿内生，即谓"脾生湿"；水湿产生之后，又反过来困遏脾气，致使脾气不升，脾阳不振，称为"湿困脾"。外在湿邪侵入人体，困遏脾气，致脾气不得上升，也称为"湿困脾"。由于内湿、外湿皆易困遏脾气，致使脾气不升，影响正常功能的发挥，故脾欲求干燥清爽，即所谓"脾喜燥而恶湿"。临床上，因湿邪伤脾，脾失健运而水湿为患者，称为"湿困脾土"，可见到头重如裹、脘腹胀闷、口黏不渴等症。若脾气虚弱，健运无权而水湿停聚者，称"脾病生湿"或"脾虚生湿"，可见肢倦、纳呆、脘腹胀满、痰饮、泄泻、水肿等。总之，脾具有恶湿的特性，并且对于湿邪有特殊的易感性。然脾气升动，才能将水液上输于肺，一般是健脾与利湿同治，所谓"治湿不治脾，非其治也"。

（2）脾为气机升降之枢，脾宜升则健。脾位于人体中焦，人体内的气血、阴阳的升降出入运动，都以脾作为中间枢纽。五脏各有升降，心肺在上，在上者宜降；肝肾在下，在下者宜升；脾胃居中，在中者能升能降。五脏气机升降相互作用，形成了机体升降出入气化活动的整体性，维持着气机升降出入的动态平衡。脾性主升，是指脾的气机运动形式以升为要。脾升则脾气健旺，生理功能正常，正如《临证指南医案·卷二》曰："脾宜升则健。"又如《血证论》中云："其气上输心肺，下达肝肾，外灌溉四旁，充溢肌肉。所谓居中央，畅四方者是也。"

（3）脾气与长夏相通应。先从一年有四季，五脏应四时（季）说起，脾与四时之外的"长夏"（夏至～处暑）相通应。长夏之季，气候炎热，雨水较多，天阳下迫，地气上腾，湿为热蒸，蕴酿生化，万物华实，合于土生万物之象，而人体的脾主运化，化生精气血津液，以奉生身，类于"土爰稼穑"之理，故脾与长夏，同气相求而相通应。

又有"脾主四时"之说。如《素问·太阴阳明论》中说："脾者土也，治中央，常以四时长四脏，各十八日寄治，不得独主于时也。"提出脾主四季之末的各十八日，表明四时之中皆有土气，而脾不独主一时。人体生命活动的维持，依赖脾胃所化生的水谷精微和津液的充养；心肺肝肾的生理功能，皆赖脾气及其化生的精微物质的支撑。脾气的运化功能正常，则四脏得养，功能正常发挥，人体康健，不易得病，有病也易于康复。这即是脾主四时的意义所在。

因脾与中央方位、湿、土、黄色、甘味等有内在联系。脾运湿又恶湿，若脾为湿困，运化失职，可引起胸脘痞满、食少体倦、大便溏薄、口甜多涎、舌苔滑腻等，反映了脾与湿的关系。故长夏之时，处方遣药，常常加入藿香、佩兰等芳香化浊醒脾燥湿之品。此外，脾为后天之本，气血生化之源，脾气虚弱则会出现倦怠乏力、食欲不振等，临床治疗脾虚多选用党参、黄芪、白术、扁豆、大枣、饴糖等甘味之品，这体现了脾与甘的关系。

3. 脾与窍的生理联系

（1）在体合肉，主四肢：脾在体合肉，是指脾气的运化功能与肌肉的壮实及其功能发挥之间有着密切的联系。如《素问·痿论》说："脾主身之肌肉。"全身的肌肉，都有赖于脾胃运化的水谷精微及津液的营养滋润，才能壮实丰满，并发挥其收缩运动的功能。脾胃的运化功能失常，水谷精微及津液的生成和转输障碍，肌肉得不到水谷精微及津液的营养和滋润，必致削瘦，肌软无力，甚至痿废不用。健脾胃生精气是治疗痿证的基本原则，故《素问·痿论》云"治痿独取阳明"。

四肢与躯干是相对而言，是人体之末，故又称"四末"。人体的四肢，同样需要脾胃运化的水谷精微及津液的营养和滋润，以维持其正常的生理活动，故称"脾主四肢"。脾气健运，则四肢的营养充足活动有力；若脾失健运，转输无力，则四肢的营养缺乏，可见倦怠无力，甚或痿废不用。所以说四肢的功能正常与否，与脾气的运化和升清功能是否健旺密切相关。

（2）在窍为口，其华在唇：脾开窍于口，是指人的食欲、口味与脾的运化功能密切相关。口腔在消化道的最上端，主接纳和咀嚼食物。食物经咀嚼后，便于胃的受纳和腐熟。脾的经脉"连舌本，散舌下"，舌又主司味觉，所以，食欲和口味都可反映脾的运化功能是否正常。脾气健旺，则食欲旺盛，口味正常，如《灵枢·脉度》中说："脾气通于口，脾和则口能知五味矣。"若脾失健运，湿浊内生，则见食欲不振，口味异常，如口淡乏味、口腻或口甜等证。

脾之华在唇，是指口唇的色泽可以反映脾气功能的盛衰。在《素问·五藏生成》篇中说："脾之合，肉也；其荣，唇也。"在《灵枢》中说："口唇者，脾之官也。"脾气健旺，气血充足，则口唇红润光泽；脾失健运，则气血衰少，口唇淡白不泽等证。

（3）在志为思：脾在志为思，是指脾的生理功能与思相关。思，即思考，属人体的情志活动或心理活动的一种形式。思虽为脾志，但与心神有关，故有"思出于心，而脾应之"之说。正常限度的思虑，是人人皆有的情志活动，对机体并无不良影响。但思虑过度，或所思不遂，则会影响机体正常的生理活动，主要影响气的升降出入运动，导致气滞或气结。从影响脏腑的生理功能来说，思虑太过，最易妨碍脾气的运化功能，致使脾胃之气结滞，脾气不能升清，胃气不能降浊，因而出现不思饮食、脘腹胀闷、头目眩晕等证。

（4）在液为涎：涎为口津，即把唾液中较清稀的部分称为涎。是由脾精、脾气所化生，故说"脾在液为涎"。涎具有保护口腔黏膜，润泽口腔的作用，在进食时分泌旺盛，以助谷食的咀嚼和消化，故有"涎出于脾而溢于胃"之说。在正常情况下，脾的精气充足，涎液化生适量，上行于口而不溢于口外。若脾胃不和，或脾气不摄，则导致涎液化生异常增多，可见口涎自出。若脾精不足，津液不充，或脾气失却推动激发之能，则见涎液分泌量少，口干舌燥等证。

总之，脾胃有消化饮食，摄取水谷精微以营养全身的重要作用，是一个很重要的脏器，是营养的源泉。人的生命活动，均赖于脾胃运化的水谷精微来充实，因此，人体后天的营养充足与否，主要取决于脾胃的共同作用。所以，称脾胃为"后天之本"。每个人都应该认真地保护它。

脾脏的学说今天就讨论到此，下次我们将讨论肝脏的学说，学员有时间请做复习。

思考题

1. 什么是脾？
2. 脾有哪些生理功能？
3. 脾的生理特性表现在哪些方面？
4. 脾之窍的异常临床表现有哪些？

笔记十一　肝——将军之官

学员主持人说，今天老师说我们将要讨论将军之官，将军之官在人体生命活动的代谢过程中起着很重要的作用，我们要认真讨论，并做好笔记！下面欢迎老师作详细指导！

学员问，什么是将军之官？

老师说，《黄帝内经》把"肝"称谓"将军之官"。将军：将，帅也，帅中有寸，以法度而主之；军，包围也，兵车也。将军统帅兵马之位。肝在人体中位于将军位置，捍卫周身，保护君主，平叛诸乱（解毒），且又有分寸；对人的思维也起重要作用，人的谋虑正误取决于肝。肝气不足，遇事犹豫不决；肝气亢胜，处事失于严谨。

我先把肝简单介绍一下：

肝脏位于腹腔，横膈之下，右胁之内。肝的主要生理功能是主疏泄和主藏血。肝的生理特性是主升、主动，喜条达而恶抑郁，故称之为"刚脏"。《素问·灵兰秘典论》说："肝者，将军之官，谋虑出焉。"

肝在体合筋，其华在爪，在窍为目，在志为怒，在液为泪。胆附于肝，足厥阴肝经与足少阳胆经相互络属，故肝与胆相为表里。肝在五行属木，为阴中之阳，与自然界春气相通应。下面还从三方面讨论，先说说其主要功能。

1. 肝的主要功能

学员问，老师肝有哪些主要功能？

老师说，肝的主要功能是主疏泄和藏血。下面分别讨论。

（1）肝主疏泄：所说的肝主疏泄，是指肝气具有疏通、畅达全身气机，从而促进精血津液的运行输布，脾胃之气的升降、胆汁的分泌排泄及情志的舒畅等作用。

肝气的疏泄功能，反映了肝为刚脏及肝气主动、主升的生理特点，这是维持肝脏本身及相关脏腑的功能协调有序的重要条件。肝气疏泄调畅气机的作用，主要表现在以下几个方面。

1）肝气的疏泄作用：调畅全身气机，使脏腑经络之气的运行通畅无阻。气机，即气的升降出入运动。机体脏腑、经络、形体、官窍的功能活动，全赖于气的升降出入运动。由于肝气的生理特点是主升、主动，这对于全身气机的疏通、畅达，是一个重要的因素。因此，肝气的疏泄功能，对各脏腑经络之气升降出入运动的协调平衡，起着重要的调节作用，对维持全身脏腑、经络、形体、官窍等功能活动的有序进行，也是一个重要的条件。肝气的疏泄功能正常发挥，则气机调畅，气血和调，经络通利，脏腑、形体、官窍等的功能活动也稳定有序。肝气的疏泄功能失常，称为肝失疏泄。根据其所致病证的不同表现，可分为两个方面：一为肝气的疏泄功能不及，常因抑郁伤肝，肝气不舒，疏泄失职，气机不得畅达，形成气机郁结的病理变化，称为"肝气郁结"，临床表现多见闷闷不乐，悲忧欲哭，胸胁、两乳或少腹等部位胀痛不舒等。二是肝气的疏泄功能太过，常因暴怒伤肝，或气郁日久化火，导致肝气亢逆，升发太过，称为"肝气上逆"，多表现为急躁易怒，失眠头痛，面红目赤，胸胁乳房常走窜胀痛，或使血随气逆而吐血、咯血，甚则卒然昏厥等证。

2）促进血液与津液的运行输布：血液的运行和津液的输布代谢，有赖于气机的调畅。肝的疏泄功能，能调畅气机，使全身脏腑经络之气的运行畅达有序。气能运血，气行则血行，故说肝气的疏泄作用能促进血液的运行，使之畅达而无瘀滞。若气机郁结，则血行障碍，血运不畅，血液瘀滞停积而为瘀血，或为癥积，或为肿块，在女子可出现经行不畅、经迟、痛经、经闭等。若肝气上逆，迫血上涌，又可使血不循经，出现呕血、咯血等出血，或女子月经过多、崩漏不止等症。气能行津，气行则津布，故说肝的疏泄作用能促进津液的输布代谢，使之无聚湿成水生痰化饮之患。若肝气疏泄功能失常，气机郁结，亦会导致津液的输布代谢障碍，形成水湿痰饮等病理产物，出现水肿、痰核等病症。因此，疏肝理气是治疗瘀血内阻和痰饮水湿内停的常法；而相对于健脾升陷是治疗下出血的常用方法；平肝降气是治疗上出血的首要方法。

3）促进脾胃的运化功能和胆汁分泌排泄：脾气以升为健，胃气以降为和。脾胃的运化功能，体现在脾胃之气的升降相因，平衡协调，这与肝气的疏泄功能有密切的关系。因为肝气疏泄，调畅气机，有助于脾胃之气的升降，从而促进脾胃的运化功能。另一方面，食物的消化吸收还要借助于胆汁的分泌和排泄，因为胆汁是参与饮食物消化和吸收的"精汁"。胆汁乃肝之余气所化，其分泌和排泄受肝气疏泄功能的影响。肝气的疏泄功能正常发挥，全身气机调畅，胆汁才能够正常的分泌与排泄。如果肝气的疏泄功能失常，出现肝气郁结或肝气上逆，胆汁则不能正常的分泌与排泄，可导致胆汁郁滞，影响饮食物的消化吸收，临床可出现食欲减退、口苦、黄疸、厌食油腻、腹胀、腹痛等症。正因肝的疏泄作用与脾胃的运化功能和胆汁的分泌排泄有着密切的关系，所以肝病常影响脾胃及胆的功能，出现肝木乘土及胆汁郁滞不畅的病变。若肝病以影响脾土为主的，称为"肝脾不调"或"肝脾不和"，导致脾失健运，谷食不化，可出现胸胁胀满、腹胀腹痛等症；若引起脾气不升，可出现肠鸣、腹泻等症。治宜疏肝健脾，肝脾同调之法；若肝病以影响胃土为主的，多称为"肝气犯胃"或"肝胃不和"，导致胃失受纳和降，可出现胸胁脘腹胀满或疼痛、纳呆等症；导致胃气不降，"浊气在上，则生膜胀"，可出现嗳气、恶心、呕吐、泛酸等症。治宜疏肝和胃之法；若肝病影响胆腑，胆汁排泄失常而出现郁滞，则见腹痛腹胀、饮食不化等症，重者可见高热、潮热、腹部绞痛；胆汁郁滞日久，则易生结石。治疗则当疏肝理气以促进胆汁的分泌排泄。

4）调畅情志：情志活动，包括情感、情绪的变化，是精神活动的一部分。肝气的疏泄功能，能使气机调畅，从而能使人心情舒畅，既无亢奋，也无抑郁。情志活动分属五脏，但由心所主。心之所以有主神志的功能，是与心主血脉密切相关的。而血的正常运行，又要依赖于气机的调畅，因肝主疏泄，调畅气机，所以肝具有调畅情志的功能。肝气的疏泄功能正常，则气机调畅，气血和调，心情舒畅，情志活动正常；若肝气的疏泄功能不及，肝气郁结，可见心情抑郁不乐，悲忧善虑；若肝气郁而化火，或大怒伤肝，肝气上逆，常见烦躁易怒，亢奋激动。反之，情志活动异常，又多导致气机失调的病变，如《素问·举痛论》篇云："怒则气上，喜则气缓，悲则气消，恐则气下，惊则气乱"等。由于情志异常与肝气的疏泄功能失常有密切关系，故治疗情志病时应着重调理肝气，肝气的疏泄功能失常，可引起情志活动的异常，而强烈或持久的情志刺激，亦可影响肝的疏泄功能，导致肝气郁结或肝气上逆的病理变化。

5）能促进男子排精与女子排卵行经：男子的排精，女子的排卵与月经来潮等，均与肝气的疏泄功能密切相关。肝气的疏泄功能发挥正常，则精液排泄通畅有度；肝失疏泄，则排精不畅。女子的按时排卵，也是由肝气疏泄和肾气闭藏功能相互协调才能体现。气机调畅又是女子行经能否通畅有度的重要条件，因而受到肝气的疏泄功能的影响。肝气的疏泄功能正常，则月经周期正常，经行通畅；若肝失疏泄，气机失调，则见月经周期紊乱，经行不畅，甚或痛经。治疗此类病证，常以疏肝为第一要法。由于肝气的疏泄功能对女子的生殖功能尤为重要，故有"女子以肝为先天"之说。

（2）肝藏血：另外一点是肝藏血，是指肝脏具有贮藏血液、调节血量和防止出血的功能。肝藏血的生理意义有以下五个方面：

1）肝藏血能涵养肝气：肝贮藏充足的血液，化生和涵养肝气，使之冲和畅达，发挥其正常的疏泄功能，防止疏泄太过而亢逆。

2）肝能调节血量：肝贮藏充足的血液，可根据生理需要调节人体各部分血量的分配。在正常情况下，人体各部分的血量，是相对恒定的。但是随着机体活动量的增减、情绪的变化、外界气候的变化等因素，人体各部分的血量也随之有所变化。这种变化是通过肝的藏血和疏泄功能实现的。当机体活动剧烈或情绪激动时，肝脏就通过肝气的疏泄作用将所贮藏的血液向外周输布，以供机体的需要。当人体处于安静或情绪稳定时，机体外周对血液的需求量相对减少，部分血液便又归藏于肝。在《素问·五藏生成》中说："人卧血归于肝"，王冰注解说："肝藏血，心行之，人动则血运于诸经，人静则血归于肝脏。何者？肝主血海故也。"

3）肝血能濡养筋、目：肝贮藏充足的血液，可濡养肝脏及其形体官窍，使其发挥正常的生理功能。如《素问·五藏生成》中说："肝受血而能视，足受血而能步，掌受血而能握，指受血而能摄。"如果肝脏有病，贮藏血液减少，可出现肝血虚亏，濡养功能减退。肝血不足，不能濡养目，则两目干涩昏花，或为夜盲；若不能濡养筋，则筋脉拘急，肢体麻木，屈伸不利。

4）肝为经血之源：肝贮藏充足的血液，为女子月经来潮的重要保证。肝藏血而称为血海，冲脉起于胞中而通于肝，与女子月经来潮密切相关，也称为"血海"。女子以血为本，肝藏血充足，冲脉血液充盛，是其月经按时来潮的重要保证。肝血不足时，可见月经量少，甚则闭经。

5）肝能控制出血：肝主凝血能防止出血。肝气有固摄血液之能，肝气充足，则能固摄肝血而不致出血；又因阴气主凝，肝阴充足，肝阳被涵，阴阳协调，则能发挥凝血功能而防止出血。如肝藏血功能失职，可引起各种出血，称为肝不藏血。肝不藏血的病机大致有三：一是肝气虚弱，收摄无力。如朱震亨在《丹溪心法》中说："吐衄漏崩，肝家不能收摄荣气，使诸血失道妄行。"二是肝阴不足，肝阳偏亢，血不得凝而出血不止。三是肝火亢盛，灼伤脉络，迫血妄行。临床上均可出现吐、衄、咯血，或月经过多，或崩漏等出血征象，但从出血的多寡，血出之势及兼症上可对其病机和证候予以鉴别。其中气虚者宜补肝气，兼以健脾；阴虚者宜滋肝阴，兼以补气；火旺者宜清泻肝火，兼以降气等治疗大法。

学员问，老师肝的"体阴而用阳"和疏泄藏血有没有关系？

老师说，肝主疏泄，其用属阳，又主藏血，其体属阴，故有"肝体阴而用阳"之说。疏泄与藏血之间有着密切的关系，如《血证论》中说："肝属木，木气冲和调达，不致郁遏，则血脉得畅。"肝的疏泄功能和藏血功能是相辅相成相互为用的。肝主疏泄关系到人体气机的调畅，肝主藏血关系到血液的贮藏和调节，故二者密切的关系就体现为气与血的和调。肝疏泄功能正常，气机调畅，血运通达，藏血功能才有保障；肝藏血功能正常，则发挥血的濡养作用，不使肝气亢逆，才能保持全身气机疏通畅达。若肝的疏泄功能减退，肝气郁滞，可导致血瘀证；气郁化火，迫血妄行，或肝气上逆，血随气逆，可见吐衄或妇女崩漏等出血证。肝阴不足，失其柔和凉润之能，可致肝阳升泄太过，甚或导致阳亢风动等病变。肝血亏虚，失其濡养之能，可致筋目失养的病变。所以说肝的疏泄和藏血正常，也是肝的"体阴而用阳"功能正常。这个问题不太好理解，下面会在肝的生理特性中还要进一步讨论。

2. 肝的生理特性

学员问，肝有哪些生理特性？

老师说，肝的生理特性主要有三个方面。

（1）肝为刚脏，体阴而用阳：肝为刚脏，是指肝气主升、主动，具有刚强躁急的生理特性而言。故古人称之为"将军之官"。所谓"体阴"，表现为两个方面，一为肝为五脏之一，与肾同居下焦，故属阴。二是肝为藏阴血之脏。所谓"用阳"，一是肝为风木之脏，外应春之气，其气主升主动；二是病理上肝气易逆，肝风易动。人体气血阴阳的运行，法于自然阴阳升降消长之道。其气机的升降出入运动，具体体现在脏腑经络的各种功能活动中。其中肝气对气机的影响主要表现为升举、疏通之作用。少阳肝脏应阳升之方，行春升之令，其气以升发为顺，主人体一身阳气之升腾。由于肝气主升发之特性，决定了肝之病变以升泄太过为多见，临床多表现肝阳上亢、肝气上逆的病理变化，故前人有"肝气肝阳常有余"之说。

（2）肝喜条达而恶抑郁：肝在五行属木，木性曲直，肝气具有木的冲和条达、伸展舒畅之特点；肝有主疏泄的生理功能，肝气性喜条达而恶抑郁；肝内寄相火，主升主动，皆反映了肝为刚脏的生理特性。肝病常表现为肝气升动太过的病理变化，如肝气上逆、肝火上炎、肝阳上亢和肝风内动等，临床多出现眩晕、面赤、烦躁易怒、筋脉拘挛，甚则抽搐、角弓反张等症状，也反证了肝气的刚强躁急特性。治疗上多用镇肝补虚，以柔制刚，以合木之曲直特性。

（3）肝与春气相通应：五脏与自然界四时阴阳相通应，肝主春。肝与春气相通应，是因为春季为一年之始，阳气始生，自然界生机勃发，一派欣欣向荣的景象。而在人体之肝则主疏泄，恶抑郁而喜条达，为"阴中之少阳"，故肝与春气相通应。如在《素问》中曰："正月二月，天气始方，地气始发，人气在肝。"因此春季养生，在精神、饮食、起居诸方面，都必须顺应春气的生发和肝气的畅达之性：保持情志舒畅，力戒暴怒忧郁，夜卧早起，免冠披发，松缓衣带，广庭信步，舒展形体。春季天气转暖而风气偏胜，人体之肝气应之而旺，故素体肝气偏旺、肝阳偏亢或脾胃虚弱之人在春季易发病，可见眩晕、烦躁易怒、中风晕厥，或情志抑郁、焦虑，或两胁肋部疼痛、胃脘痞闷、嗳气泛恶、腹痛腹泻等症状。下面说说肝脏在窍的表现。

3. 肝与窍的生理联系

学员问，肝在窍有哪些表现？

老师说，肝之窍主要有五个方面表现。

（1）在体合筋：筋，即筋膜，包括肌腱和韧带，附着于骨而聚于关节，是连接关节、肌肉，主司关节运动的组织。在《素问·五藏生成》中说："诸筋者，皆属于节。"正是由于筋的收缩、弛张，关节才能运动自如。因此，筋的内涵，实际应包括有收缩功能的肌肉和有传导支配作用的条索样组织，包括西医的神经在内。筋的功能依赖于肝精肝血的濡养。肝精肝血充足，筋得其养，才能运动灵活而有力，在《素问·阴阳应象大论》中称为"肝生筋"。肝精肝血充足则筋力强健，运动灵活，能耐受疲劳，并能较快地解除疲劳，故称肝为"罢极之本"。如果肝精肝血亏虚，筋脉得不到很好的濡养，则筋的运动能力就会减退。老年人动作迟缓，运动不灵活，动则容易疲劳，就是由于肝精肝血衰少，不能养筋之故。如《素问·上古天真论》中说："丈夫……七八肝气衰，筋不能动。"肝精肝血不足，筋不得濡养，还可出现手足震颤、肢体麻木、屈伸不利等征象。又如邪热过盛，燔灼肝之筋脉，耗伤肝之精津，使筋不得滋养，也会出现手足震颤、抽搐，甚则角弓反张等表现。前者称为"血虚生风"，后者称为"热极生风"，治疗大多从肝着眼。在《素问·至真要大论》中说："诸风掉眩，皆属于肝。"故此类治疗从肝入手。

（2）其华在爪：爪，即爪甲，包括指甲和趾甲，乃筋之延续，所以有"爪为筋之余"之说。在《素问·六节藏象论》中云："肝者，罢极之本……其华在爪。"指出肝与爪有着密切的联系。爪甲亦赖肝精肝血以濡养，因而肝之精血的盛衰，可以影响到爪的荣枯，而观察爪甲的荣枯，又可以测知肝脏功能正常与否。肝精肝血充足，则爪甲坚韧，红润光泽；若肝精肝血不足，则爪甲萎软而薄，枯而色夭，甚则变形、脆裂。

（3）在窍为目：目为视觉器官，具有视物功能，故又称"精明"。目之所以具有视物功能，依赖肝精肝血之濡养和肝气之疏泄。肝的经脉上连目系，在《灵枢·经脉》中说："肝足厥阴之脉……连目系。"肝之精血气循此经脉上注于目，使其发挥视觉作用。如《灵枢·脉度》中说："肝气通于目，肝和则目能辨五色矣。"肝之精血充足，肝气调和，目才能正常发挥其视物辨色的功能。若肝精肝血不足，则会导致两目干涩、视物不清、目眩、目眶疼痛等症；肝经风热则目赤痒痛；肝风内动则目睛上吊、两目斜视；因情志不畅，致肝气郁结，久而火动痰生，蒙阻清窍，可致二目昏蒙，视物不清。由于肝与目在生理病理上关系密切，临床上凡目疾主要以治肝为主。

（4）在志为怒：怒是人在情绪激动时的一种情志变化，由肝之精气所化，故说肝在志为怒。一般来说，怒志人人皆有；一定限度内的情绪发泄对维持机体的生理平衡有重要的意义，但大怒或郁怒不解，对于机体是一种不良的刺激，既可引起肝气郁结，气机不畅，精血津液运行输布障碍，致使痰饮瘀血及癥积聚内而生，又可致肝气上逆，血随气逆，发为出血或中风昏厥，如《素问·举痛论》中说："怒则气逆，甚则呕血及飧泄"；又在《素问·生气通天论》中说："阳气者，大怒则形气绝，而血菀于上，使人薄厥。"大怒暴怒，可导致肝气升发太过，表现为烦躁易怒，激动亢奋，称为大怒伤肝；郁怒不解，则易致肝气郁结，表现为心情抑郁，闷闷不乐，称为"郁怒伤肝"。怒由肝之精气所生，若肝之精血不足，不能涵养怒志，或肝阴不足，肝阳偏亢，则稍有刺激，即易发怒。在《杂病源流犀烛》中更进一步指出："治怒为难，惟平肝可以治怒，此医家治怒之法也。"故临床辨证属郁怒者，当以疏肝解郁为治则；属大怒者，当以平肝降逆为治则。

（5）在液为泪：泪由肝精肝血所化，肝开窍于目，泪从目出。泪有濡润、保护眼睛的功能。在正常情况下，泪液的分泌，是濡润而不外溢，但在异物侵入目中时，泪液即可大量分泌，起到清洁眼目和排除异物的作用。在病理情况下，可见泪液分泌异常。如肝血不足，泪液分泌减少，常见两目干涩；如风火赤眼，肝经湿热，可见目眵增多，迎风流泪等。此外，在极度悲哀的情况下，泪液的分泌也可大量增多，皆可从肝论治。

肝脏学说就讨论到此，下一节将讨论有关肾的学说，有时间我们先复习一下。

思考题

1. 肝的生理功能有哪些？
2. 你怎样认识"体阴而用阳"？

3. 肝与哪些官窍有关？

关于木的成语故事——寒木春华

"南朝·齐"时，有一个清干之士席毗，官至行台尚书，他十分鄙视文学，当面嘲笑文人刘逖说："君辈辞藻，譬若荣华，须臾之玩，非宏才也。岂比吾徒，千丈松树，常有风霜，不强凋悴矣！"刘逖立即回敬他："既有寒木，又发春华，何如也？"席只好认可。

典故源于北齐·颜之推《颜氏家训·文章》，原文"刘应之曰：'既有寒木，又发春华，何如也？'"

【释义】 寒木：指松柏；华：花。寒木不凋，春华吐艳。比喻各具特色。

笔记十二 肾——作强之官

学员问，老师什么是"作强之官"？

老师说，《黄帝内经》给"肾"的官职是"作强之官"。王冰注："强于作用，故曰作强。"其意思是发挥和表现出强壮的姿态，生命才能旺盛，也是先天之本。

我从中医角度简单说一下肾。肾在体内位于腰部脊柱两侧，左、右各一。肾的主要生理功能是：主藏精，主水，主纳气。由于肾藏先天之精，主生殖，为人体生命之本原，故称肾为"先天之本"。肾精化肾气，肾气分阴阳，肾阴与肾阳能资助、促进、协调全身脏腑之阴阳，故肾又称为"五脏阴阳之本"。肾藏精，主蛰，又称为封藏之本。肾在体合骨，生髓，通脑，其华在发，在窍为耳及二阴，在志为恐，在液为唾。足少阴肾经与足太阳膀胱经相互络属于肾与膀胱，相为表里。肾在五行属水，为阴中之阴，与自然界冬气相通应。下面还从三方面分别来讨论。

先讨论肾的主要生理功能。

1. 肾的生理功能

学员问，老师肾有哪些生理功能？

老师说，肾的主要生理功能有三，是主藏精，主水，主纳气。下面一一讨论。

（1）肾藏精

1）什么是肾藏精？

有学员问，什么是肾藏精？

老师说，肾藏精，是指肾具有贮存、封藏精气的生理功能。所谓精，又称精气，是构成人体和维持人体生命活动的最基本物质，是生命之源，是脏腑形体官窍功能活动的物质基础。在《素问·金匮真言论》中说："夫精者，身之本也。"就其来源而言，有先天、后天之分：先天之精来源于父母，是禀受于父母的生命遗传物质，与生俱来，藏于肾中。出生之前，是形成生命的重要物质，是构成生命的本原；出生之后，则是人体生长发育和生殖的物质基础。如《灵枢·本神》中说："生之来，谓之精。"在《灵枢·决气》中又说："两神相搏，合而成形，常先身生，是谓精。"后天之精来源于脾胃化生的水谷之精。当人出生后，机体由脾胃的运化作用从饮食物中摄取的营养物质，称为"后天之精"。后天之精经脾气的转输作用以"灌四傍"，则为脏腑之精。各脏腑之精化为各脏腑之气，以推动和调控该脏腑的生理功能。各脏腑之精支持其生理功能后的剩余部分，则输送到肾中，充养先天之精，如《素问·上古天真论》中说："肾者主水，受五脏六腑之精而藏之。"因此肾精的构成，是以先天之精为基础，加之部分后天之精的充养而化成。先天之精是肾精的主体成分，后天之精仅起充养作用，因而肾精所化的肾气，也主要属先天之气，即亦谓的元气。

学员问，老师先、后天之精有什么关系？

老师说，先、后天之精相互资助，相互为用。出生之后，"后天之精"有赖于"先天之精"的活力资助，即有赖于肾气及肾阴肾阳对脾气及脾阴脾阳的推动和资助，才能不断地化生，以输布全身，营养脏腑及其形体官窍；先天之精也须依赖脾胃所化后天之精的不断培育和充养，才能日渐充盛，以充分发挥其生理效应。

2）肾主生长发育和生殖

学员问，人的生长发育和生殖是怎么一回事？

老师说，肾主生长发育和生殖，是肾精及其所化肾气的生理作用。前面说了精是构成人体和维持人体生命活动，促进人体生长发育和生殖的最基本物质。肾藏精，精化气，肾精所化之气为肾气，肾精足则肾气充，肾精亏则肾气衰。因而人体的生、长、壮、老、已的生命过程，以及在生命过程中的生殖能力，都取决于肾精及肾气的盛衰。在《素问·上古天真论》中记述了肾气由未盛到逐渐充盛，由充盛到逐渐衰少继而耗竭的演变过程："女子七岁，肾气盛，齿更发长。二七而天癸至，任脉通，太冲脉盛，月事以时下，故有子。三七，肾气平均，故真牙生而长极。四七，筋骨坚，发长极，身体盛壮。五七，阳明脉衰，面始焦，发始堕。六七，三阳脉衰于上，面皆焦，发始白。七七，任脉虚，太冲脉衰少，天癸竭，地道不通，故形坏而无子也。丈夫八岁，肾气实，发长齿更。二八，肾气盛，天癸至，精气溢泻，阴阳和，故能有子。三八，肾气平均，筋骨劲强，故真牙生而长极。四八，筋骨隆盛，肌肉满壮。五八，肾气衰，发堕齿槁。六八，阳气衰竭于上，面焦，发鬓斑白。七八，肝气衰，筋不能动，天癸竭，精少，肾藏衰，形体皆极。八八，则齿发去。"

这一段阐述了肾精与肾气对人体的生长发育和生殖的重要变化过程。肾之精、气主司机体的生长发育，人体的生长发育情况，可以从"齿、骨、发"的变化体现出来。人体的生、长、壮、老、已的生命过程，可分为幼年期、青年期、壮年期和老年期等几个阶段，而每一阶段机体的生长发育或衰退情况，都取决于肾精及肾气的盛衰。人自出生之后，肾精及肾气逐渐充盛，在幼年期，人的生长发育则表现出头发生长较快而渐稠密，更换乳齿的迅速变化，同时骨骼逐渐生长而身体增高；青年期，肾精及肾气更加充盛，表现为长出智齿，骨骼长成，人体达到一定高度，开始具有生殖能力；壮年期，肾精及肾气充盛至极，表现出筋骨坚强，头发黑亮，身体壮实，精力充沛的状态；老年期，随着肾精及肾气的逐渐衰减，表现出面色憔悴，头发脱落，牙齿枯槁及生育能力丧失等现象。因此，肾精及肾气在人体生长发育过程中起着十分重要的作用。若肾精及肾气不足时，则表现为小儿生长发育不良，五迟（站迟、语迟、行迟、发迟、齿迟），五软（头软、项软、手足软、肌肉软、口软）；在成人则为早衰。

另外一方面，肾之精、气盛衰亦主持人体的生殖功能。人体生殖器官的发育，性功能的成熟与维持，以及生殖能力等，都与肾精及肾气盛衰密切相关。人出生后随着肾精及肾气的不断充盈，产生天癸。天癸，是肾精及肾气充盈到一定程度而产生的一种精微物质，具有促进人体生殖器官的发育成熟和维持人体生殖功能的作用。天癸来至，女子月经来潮，男子出现排精现象，说明性器官已经成熟，具备了生殖能力。其后，肾精及肾气不断充盈，从而维持人体生殖功能旺盛。中年以后，肾精及肾气逐渐衰少，天癸亦随之衰减，以致竭绝。没有了天癸的激发作用，生殖功能逐渐衰退，生殖器官日趋萎缩，最后丧失生殖功能而进入老年期。因此，肾精及肾气关系到人的生殖功能，是人类生育繁衍的根本。

依据肾精及肾气主司人体生长发育和生殖的理论，临床上防治某些先天性疾病、生长发育迟缓、生殖功能低下或养生保健、防止衰老等，都应当从补养肾精肾气方面进行调理。

3）肾有推动和调节脏腑气化的生理功能

学员问，肾怎样推动和调节脏腑气化的生理功能？

老师说，所谓脏腑气化，是指由脏腑之气的升降出入运动推动和调控着各脏腑形体官窍的功能，进而推动和调控着机体精气血津液各自的新陈代谢及其与能量的相互转化的过程。肾精、肾气及其分化的肾阴、肾阳在推动和调控脏腑气化过程中起着极其重要的作用。

肾气由肾精所化，也是一身之气分布到肾的部分。由于肾精的主体成分是先天之精，肾气也主要属先天之气，与元气的概念大致相同，是为脏腑气中之重，亦称为脏腑气之本。肾气涵有阴阳两种，肾阴是其中具有凉润、宁静、抑制、凝结等作用的部分，肾阳是其中具有温煦、推动、兴奋、宣散等作用的部分。肾阴与肾阳即对立统一，又协调共济，故肾气冲和又畅达，肾精化气以推动和调节脏腑正常活动的生理功能。

学员问，为什么把肾精与肾气称为机体生命活动的根本？

老师说，肾精以先天之精为主，可称为元精或真精。肾气为肾精所化，肾气所分化的肾阴称为元阴、真阴，肾阳称为元阳、真阳。在人体生命过程中，肾之精、气、阴、阳与他脏之精、气、阴、阳之间，存在着相互资助和相互为用的动态关系。在病理变化过程中，肾之精、气、阴、阳与他脏之精、气、阴、阳之间又可相互影响。尤其是各脏之精、气、阴、阳不足的病变，最终必然会累及肾之精、气、阴、阳，故有"久病及肾"之说。因此将肾精、肾气及其分化的肾阴、肾阳称为机体生命活动的根本，肾阴肾阳又称为"五脏阴阳之本"。

（2）主水

学员问，肾怎样主管水？

老师说，所谓肾主水，是指肾气具有主司和调节全身水液代谢的功能。在《素问·逆调论》中说："肾者水藏，主津液。"水液的输布和排泄是一个复杂的生理过程。肾气对于水液代谢的主司和调节作用，主要体现在以下两方面：

1）肾气对参与水液代谢的脏腑有促进作用：肾气及肾阴肾阳对水液代谢过程中各脏腑之气的功能，尤其是脾肺之气的运化和输布水液的功能，具有促进和调节作用。水液代谢过程中，胃、小肠、大肠中的水液，经脾气的运化转输作用，吸收并输送至肺，再经肺气的宣发肃降作用输布周身，以发挥滋润和濡养作用，并将宣发至皮毛肌腠的水液化为汗液排泄；脏腑形体官窍代谢后所产生的浊液废水，由肺的肃降作用输送到肾或膀胱，再经肾气的蒸化作用，吸收可再利用者，而将剩余的化为尿液排泄。可见，机体水液的输布与排泄，是在肺、脾、肾、胃、大肠、小肠、三焦、膀胱等脏腑的共同参与下完成的。但各脏腑之气必须在其阴阳协调平衡的状态下才能正常参与水液代谢，而肾气分化的肾阴肾阳是各脏腑阴阳的根本。肾气及肾阴肾阳通过对各脏腑之气及其阴阳的资助和促进作用，主司和调节着机体水液代谢的各个环节。

2）肾气的生尿和排尿作用：尿的生成和排泄是水液代谢的一个重要环节。水液代谢过程中，各脏腑形体官窍代谢后产生的浊液废水，通过三焦水道下输于肾或膀胱，在肾气的蒸化作用下，分为清浊：清者回收，由脾气的转输作用通过三焦水道上腾于肺，重新参与水液代谢；浊者则化为尿液，在肾与膀胱之气的推动作用下排出体外。可见，只有肾阴肾阳协调平衡，肾气的蒸化和推动作用发挥正常，输于肾或膀胱的水液才能升清降浊，化生尿液和排泄尿液。肾气的蒸化作用及其肾阴与肾阳的推动和调控作用的协调，对于维持体内水液代谢的平衡是非常重要的。

尿液的生成和排泄在维持机体水液代谢平衡过程中，起着极其关键的作用。膀胱是人体贮尿和排尿的器官，但尿液的生成和排泄都必须依赖于肾气的作用。只有肾气的蒸化功能发挥正常，肾阴肾阳的推动和调控作用协调，膀胱开合有度，尿液才能正常地生成和排泄。如功能失常，则会出现尿少、水肿或小便清长、尿频等病理现象。在《素问·水热穴论》中说："肾者，胃之关也，关门不利，故聚水而从其类也，上下溢于皮肤，故为胕肿。胕肿者，聚水而生病也。"由上可见，肾气对于机体水液代谢起着主司和调节作用，故说肾主水。

（3）主纳气

肾主纳气，纳，即固摄、受纳。是指肾气有摄纳肺所吸入的自然界清气，保持吸气的深度，防止呼吸表浅的作用。人体的呼吸功能，由肺所主，其中呼气主要依赖肺气的宣发作用，吸气主要依赖肺气的肃降作用。但吸入的清气，由肺气的肃降作用下达于肾，必须再经肾气的摄纳潜藏，使其维持一定的深度，以利于气体的交换。在《难经·四难》中说："呼出心与肺，吸入肾与肝。"在《类证治裁·喘证》中说："肺为气之主，肾为气之根。肺主出气，肾主纳气。阴阳相交，呼吸乃和。若出纳升降失常，斯喘作焉。"因此，无论是肾气虚衰，摄纳无权，气浮于上，还是肺气久虚，久病及肾，均可导致肾气的纳气功能失常。功能减退则出现呼吸浅表，呼多吸少等病理现象。

肾的上述功能中，藏精是其基本功能。其主生长发育和生殖，主水及主纳气等功能，都是其藏精功能的延伸。肾精化肾气，肾精与肾气主司人体的生长发育和生殖；肾气分阴阳，肾阴与肾阳是脏腑阴阳的根本，对脏腑气化具有促进和调节作用，并主司和调节全身水液代谢；肾气的封藏与摄纳作用，维持呼吸的深度，以利气体交换。所以说，在认识肾的各种功能时，必须把藏精作为最根本的功能来理解和把握。

2. 肾的生理特性

学员问，肾有哪些生理特性？

老师说，肾有潜藏、封藏、固摄之生理特性，是对其藏精功能的高度概括。肾的藏精、主纳气、主生殖、主二便等功能，都是肾主蛰藏生理特性的具体体现。在《素问·六节藏象论》中记载"肾者主蛰，封藏之本。"说明肾的生理功能具有重要的意义，可以防止精气血津液的过度耗散与亡失，以维持正常的生理活动。肾气封藏则精气盈满，人体生机旺盛，若肾气封藏失职，则会出现滑精、喘息、遗尿，甚则小便失禁、多汗、大便滑脱不禁及女子带下、崩漏、滑胎等。

另外是肾恶燥，在《素问·宣明五气篇》中说"五脏所恶……肾恶燥"。肾主水液代谢，燥则损伤津液，久则耗伤肾精，甚则髓海枯竭，故肾恶燥。

再次，是与冬气相通应。

五脏与自然界四时阴阳相通应，肾主冬。冬季是一年中气候最寒冷的季节，一派霜雪严凝，冰凌凛冽，万物蛰伏。自然物类，则静谧闭藏以度冬时。人体中肾为水脏，有润下之性，藏精而为封藏之本。同气相求，故肾应冬时以利封藏。在《素问》中说："十一月十二月，冰复，地气合，人气在肾。"但冬季应注意保护肾脏，做好养生，当早睡晚起，日出而作，以保证充足的睡眠时间，同时食用补阴潜阳的膳食，以利阳气潜藏，阴精积蓄。冬季气候寒冷，水气当旺，若素体阳虚，或久病阳虚，多在阴盛之冬季发病，即所谓"能夏不能冬"；若患阳虚性慢性疾病如肺病、心脏病、胃肠病、骨关节病等，则易在冬季寒冷时复发。因此保肾固精为要。

以上这些都是肾的生理特性。

3. 肾与窍的生理联系

学员问，关于肾之官窍表现在哪些方面？

老师说，肾之官窍主要表现在个四方面，下面分别讨论。

（1）肾在体合骨，生髓，其华在发：肾主骨生髓的生理功能，实际上是肾精及肾气促进机体生长发育功能的具体体现。在《素问·阴阳应象大论》中说："肾生骨髓。"又在《素问·痿论》中说："肾主身之骨髓。"肾藏精，精生髓，髓居于骨中称骨髓，骨的生长发育，有赖于骨髓的充盈及其所提供营养。故在《素问·六节藏象论》中说："肾充在骨"。只有肾精充足，骨髓生化有源，骨骼得到髓的滋养，才能坚固有力；若肾精不足，骨髓生化无源，不能营养骨骼，便会出现小儿囟门闭迟，骨软无力，以及老年人骨质脆弱，易于骨折等。

附带说一下，齿与骨同出一源，亦由肾精充养，故称"齿为骨之余"。牙齿松动、脱落及小儿齿迟等，多与肾精不足有关。温热病中望齿的润燥和有无光泽，又是判断肾精及津液盛衰的重要标志。

关于髓，分骨髓、脊髓和脑髓，皆由肾精化生。肾精的盛衰，不仅影响骨骼的发育，而且也影响脊髓及脑髓的充盈。脊髓上通于脑，脑由髓聚而成，故在《灵枢·海论》中说："脑为髓之海。"因此，肾精充足，髓海得养，脑发育健全，则思维敏捷，精力充沛；反之，肾精不足，髓海空虚，脑失所养，则见"脑转耳鸣，胫酸眩冒，目无所见，懈怠安卧。"（《灵枢·海论》）可见，脑的功能与肾亦有密切关系。脑的病变，尤其是虚性病变，常采用补肾填精法治疗。

发的生长，赖血以养，故称"发为血之余"。但发的生机根源于肾。肾藏精，精化血，精血旺盛，则毛发粗壮而润泽，故在《素问·六节藏象论》中说："肾……其华在发。"由于发为肾之外候，所以发的生长与脱落，润泽与枯槁，常能反映肾精的盛衰。青壮年精血旺盛，发长而润泽；老年人精血衰少，发白而脱落，皆属与此。在临床所见的未老先衰，少年而头发枯萎，脱发白发等，则与肾精不足有关，皆应考虑从肾论治。

（2）肾在窍为耳及二阴：耳是听觉器官，耳的听觉功能灵敏与否，与肾精、肾气的盛衰密切相关。故在《灵枢·脉度》中说："肾气通于耳，肾和则耳能闻五音矣。"因此，只有肾精及肾气充盈，髓海得养，才能听觉灵敏，分辨力高；反之，若肾精及肾气虚衰，则髓海失养，出现听力减退，或见耳鸣，甚则耳聋。人到老年，由于肾精及肾气衰少，则多表现为听力减退。临床常以耳的听觉变化，作为判断肾精及肾气盛衰的重要标志，故说肾开窍于耳。

二阴，指前阴和后阴。前阴是指排尿和生殖的器官；后阴是指排泄粪便的通道。二阴主司二便。尿液的贮藏和排泄虽在膀胱，但尿液的生成及排泄必须依赖于肾气的蒸化和固摄作用协调。肾气之蒸化及固摄作用失常，则可见尿频、遗尿、尿失禁、尿少或尿闭等小便异常的病证。粪便的排泄，本属大肠的传化糟粕功能，但亦与肾气的推动和固摄作用有关。若肾气不足，则推动无力而致气虚便秘，或固摄无权而致大便失禁，久泄滑脱。故在《素问·金匮真言论》中说："肾……开窍于二阴。"

关于前阴，是人体的外生殖器，其生殖功能与肾精、肾气的关系密切，故前阴性器官又有"外肾"之称。前阴，在男子是精窍与溺窍合而为一的阴茎，在女子则有阴户、阴道之分，以主房事和生殖。肾精充足，肾气充盛，则精液及时溢泻，男女阴阳合而有子。肾精、肾气的生理功能失常，则可导致人体性器官的发育不良和生殖能力减退，从而导致男子阳痿、早泄、少精、滑精、遗精、精瘀及不育等，女子则见梦交、月经异常以及不孕等证。

（3）肾在志为恐：恐，乃恐惧、害怕的情志活动，与肾的关系密切。在《素问·阴阳应象大论》中说："在脏为肾……在志为恐。"由于肾藏精而位居下焦，肾精化生的肾气，必须通过中上二焦，才能布散全身。恐使精气却而不上行，反而令气下走，使肾气不得正常地布散，所以说"恐伤肾"，"恐则气下"。

有学员问，老师惊和恐是同一类吗？

老师说，恐与惊相类似，均指处于一种惧怕的心理状态。但两者又有区别：恐为自知而胆怯，乃内生之恐惧；惊为不自知，事出突然而受惊慌乱，乃是外来之惊惧。恐和惊，是人体对外界刺激的生理和心理反应，人人皆有。过度的惊恐，则损伤脏腑精气，导致脏腑气机逆乱。《素问·举痛论》说："恐则气下……惊则气乱。"

（4）肾在液为唾：唾，是唾液中较稠厚的部分，多出于舌下，有润泽口腔，滋润食物及滋养肾精的功能。唾由肾精化生，经肾气的推动作用，沿足少阴肾经，从肾向上经过肝、膈、肺、气管，直达舌下之金津、玉液二穴，分泌而出。故在《素问·宣明五气》中说："五脏化液……肾为唾。"由于唾源于肾精，若咽而不吐，则能回滋肾精；若多唾久唾，则能耗伤肾精。故古代养生家主张"吞唾"以养肾精。

又学员问，唾与涎是否都是肾液？

老师说，唾与涎，虽然都是口腔分泌的液体，但二者是有一定区别。涎为脾精所化，出自两颊，质地较清稀，可自口角流出；唾为肾精所生，出自舌下，质地较稠厚，多从口中唾出。故临床治疗亦有所不同，口角流涎多从脾治，唾多频出多从肾治。

关于肾的学说讨论到此。

4. 命门学说

下面简单讨论一下**命门学说**。

学员问，什么是命门和命门学说？

老师说，命门一词，最早见于《内经》，系指眼睛而言。如《灵枢·根结》中说："太阳根于至阴，结于命门。命门者，目也。"将命门作为内脏提出则始于《难经》。后至明清，对命门学说开展了较为深入的研究，才出现了各种不同见解，其分歧主要体现于以下几个方面。

（1）关于命门的部位：从部位言，有右肾与两肾及两肾之间的区别。

1）右肾为命门说。《难经》首先提出右肾为命门说。《难经·三十六难》中曰："肾两者，非皆肾也，其左者为肾，右者为命门"之后，陈无择《三因极——病证方论》、严用和《济生方》，晋·王叔和、明·李梴等均认为右肾为命门。其中，李梴《医学入门·命门赋》对命门的部位和生理功能论述得较为详尽："命门下寄肾右，而丝系曲透膀胱之间，上为心包，隔膜横连脂漫之外，配左肾以藏真精，男女阴阳攸分，相君火以系元气，疾病生死是赖。"等均遵此说。

2）两肾总号为命门说。元·滑寿首倡此说，认为"命门，其气与肾通，是肾之两者，其实一耳。"明·虞抟明确提出"两肾总号为命门"，其在《医学正传》中说："夫两肾固为真原之根本，性命之所关，虽有水脏，而实有相火寓乎其中，像水中之龙火，因其动而发也。寓意当以两肾总号为命门，"张介宾《类经附翼》也说："是命门总乎两肾，而两肾皆属命门。"这一学说认为两肾俱为命门。

3）两肾之间为命门说。此说首推明·赵献可。他在《素问·灵兰秘典论》"主不明，则十二官危"的启示下，认为十二官之外，还有一个人身之主，即是命门。在《医贯·内经十二官论》中云："命门即在两肾各一寸五分之间，当一身之中，《内经》曰'七节之旁，中有小心'是也，名曰命门，是真君真主，乃一身之太极，无形可见，而两肾之中，是其安宅也"。赵氏之说对后世影响很大，至清代医家陈士铎《石室秘录》、陈修园《医学三字经》、林珮琴《类证治裁》、张路玉《本经逢原》、黄宫绣《本草求真》等皆认为命门部位在两肾之间。

4）命门为肾间动气说。此说虽然认为两肾中间为命门，但其间非水非火，而只是存在一种原气发动之机，同时又认为命门并不是具有形质的脏器。倡此说者首推明·孙一奎，他在《医旨绪余》中说："命门乃两肾中间之动气，非水非火，乃造化之枢纽，阴阳之根蒂，即先天之太极，五行以此而生，脏腑以继而生。若谓属水、属火、属脏、属腑，乃是有形之物，则外当有经络动脉而形于诊，《灵》《素》亦必著之于经也"。

（2）关于命门的功能：从功能而言，有主火、水火共主或非水非火为肾间动气之不同。如明·赵献可认为命门即是真火，主持一身阳气。他在《医贯·内经十二官论》中说："余有一譬焉，譬之元宵之鳌山走马灯，拜者舞者飞者走者，无一不具，其中间唯是一火耳。火旺则动速，火微则动缓，火熄则寂然不动……夫既曰立命之门，火乃人身之至宝。"清·陈士铎在《石室秘录》中也认为："命门者，先天之火也。"明·张介宾则强调了命门之中具有阴阳水火二气，从而发挥对全身的滋养、激发作用。他在《景岳全书·命门余义》中提出："命门为元气之根，为水火之宅。五脏之阴气，非此不能滋；五脏之阳气，非此不能发。"明·孙一奎则认为命门在两肾中间，非水非火，只是存在着一种元气发动之机，是一种生生不息造化之机枢而已，即《难经·八难》所谓的"肾间动气"。他在《医旨绪余·命门图说》中指出："越人亦曰：'肾间动气者，人之生命，五脏六腑之本，十二经脉之根，呼吸之门，三焦之原。'命门之意，盖本于此。……命门乃两肾中间之动气，非水非火，乃造化之枢纽，阴阳之根蒂，即先天之太极。"

总之，以上各种认识，虽对命门的形态、部位有不同见解，但在命门的生理功能与肾息息相通的认识上是基本一致的。历代医家大多认为命门与肾同为五脏之本，内寓真阴真阳。明代命门学说的兴起进一步为"重肾"理论奠定了基础。因此可以认为：肾阳即命门之火，肾阴即命门之水。肾阴、肾阳，即是真阴、真阳，或元阴、元阳。古代医家之所以称之"命门"，无非是强调肾气及肾阴肾阳在生命活动中的重要性，"命门"亦即"生命之门"。正如孙一奎在《医旨绪余·命门图说》中所说："追越人两呼命门为精神之舍，元气之系，男子藏精，女子系胞者，岂漫语哉！是极归重于肾为言，谓肾间原气，人之生命，故不可不重也。"

同学们，当你们成为研究生或需临床深造时，对这一理论的认识还有待于再进一步作为课题去研究。

我们在一起讨论得很投机，关于肾脏学说我们就讨论到此，肾脏学说为人体生命之本原，我们为医者应当熟悉掌握，为了巩固成果，下面我们对照思考题再复习一下。

思考题

    1. 肾脏的主要生理功能有哪些?

    2. 肾脏有哪些生理特性?

    3. 哪些官窍的具体表现可以反映出肾之阴阳虚实?

    4. 命门学说对临床有什么意义?

笔记十三　欲明事务先观察

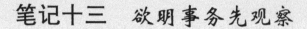

　　学员主持说，前面我们从不同角度讨论了人体的生理、病理基本结构，然仅此不能为医，而是学医的开始，若遇到病人如何知道他的情况，就得通过调查才能知晓，那么如何去调查？还需要一定的方法。欲知其方法？让我们拿出饱满的热情，欢迎老师给我们作详细地指导！

　　老师说，主持人说得好。要搞清楚事务的具体情况就得先调查。临床治病同样如此，尤其是中医诊病，要抱着认真细致的态度，通过四诊的方法去调查研究才能得出正确的判断。

　　学员问，什么是四诊？

　　老师说，四诊是中医诊病的基本方法。四诊即望、闻、问、切四种诊察疾病的方法，是搜集临床资料的主要方法。人是个有机的整体，局部病变可以影响全身，全身的病变也可以反映在局部。从诊察疾病反映在各方面的客观症状、体征，可以帮助了解疾病的原因、性质、部位，为辨证论治提供依据。

　　望、闻、问、切在临床诊察搜集疾病反映的情况时，各有其独特作用，只有认真细致地运用四诊的方法客观地搜集，才能详细地获取材料；四诊之间又是互相联系的，必须把望、闻、问、切有机地结合起来——即四诊合参才能全面、系统地了解病情，作出正确判断。如果只强调一种诊法的重要而忽视其他，则搜集的材料不够全面，会影响对疾病的正确判断。以下分别讨论，先讨论望诊视病！

　　望诊视病是首法。

　　学员问，什么是望诊，怎样去望诊？

　　老师说，望诊是医生运用自己的视觉，观察患者全身和局部情况，以获得与疾病有关的资料，作为分析内脏病变的依据。

　　主要观察病人的神色形态，讲的是全身的神、色、形、态的改变，以及某一个局部，头、眼睛、手、腹部等局部的表现。其中有中医特别重视的舌象，也包括分泌物，还有小儿的指纹等内容。通过观察来了解健康状况的一种方法。这种方法对每个人都适用，通过观察他的神色形态均可了解健康状况，如果神色形态很好就不一定有病，或者有病也不会太明显，可能是亚健康状态。所以望诊是观察、了解病情和健康状况的一种检查方法。简单得说就是用眼睛去观察来诊断病情。

　　有学员问，望诊知病是什么原理？

老师说，你问的是用眼睛观察为什么能把病诊断出来吧？怎么能够认识到具体病变？这一诊断原理，我们已经讨论过，我再简单作以提示。最主要的就是有诸内者形诸外，是司外揣内的原理。体表外在的表现，都是内脏气血阴阳的反映，通过外在的表现，可以推测内在脏器的活动、阴阳气血的状况，所以观察外在的表现，可以测知内部的变化。如《灵枢·本脏篇》中说的："视其外应，以知其内脏，则知所病矣。"就是这个道理。

有学员问，民间有些"神医"看病不用问，也不摸脉便知病，是真的那么神吗？

老师说，这种情况要一分为二去看待。望诊能解决一些什么问题？望诊确实是可以从体表反映内部的状况，是有科学原理的，有着很重要的临床意义。在《难经》里面提到，"望而知之谓之神"，说的是大夫经验丰富功夫深，而不能绝对把望诊的功夫处于一种神圣化，一望而知是不全面的。所谓的"神医"实际上主要也是通过望诊，采用了一些伪科学的方法，夸大其词来骗人，目的是为了搞到一些经济利益来哗众取宠，夸大其词。一般人不了解，好像很神秘。应当一分为二地考虑。因为这种大话的"神医"，治病是存在着一定误区的。

学员问，望诊主要望哪些内容？

老师说，望诊的内容，主要有五个方面：一是全身望诊，包括整体神的反映状况，从望神、色、形、态四点讨论。二是局部望诊，从头到脚，望头面，望五官，望躯体，望四肢，望二阴，望皮肤，局部望诊等内容。三是望舌，因为舌象的内容非常丰富，中医特别强调，写病历的时候必须有舌象的内容，中医诊舌有丰富经验，有独到之处，也是望诊的一个重要内容，故单独做一章节。四是望排泄物，痰涎、呕吐物、大便、小便。五是望小儿指纹，望小儿指纹当然只是对小儿而言，成人就不存在着这个内容。总之，望诊主要掌握以上五方面内容。下面分别讨论。

1. 神色形态整体察

学员问，从全身整体来说望神看些什么内容？

老师说，从全身来说先望神，望神主要从望目、望神情、望气色、望体态等几个方面来望。

望目，因两目通于脑，目的活动直接受心神的支配，故眼神是心神的外在表现。正如《灵枢·大惑论》曰："五脏六腑之精气皆上注于目而谓之精。"目的视觉功能可反映脏腑精气盛衰，故望神重点是观察两目。一般而言：凡两目黑白分明，精彩内含，神光充沛，运动灵活，有眵有泪，视物清晰者为有神，为脏腑精气充足；凡两目晦暗呆滞，失去精彩，运动不灵，无眵无泪，视物模糊，或浮光外露者为无神，是脏腑精神虚衰。

望神情，指人的精神意识和面部表情，是心神和脏腑精气盛衰的外部表现。如果心神功能正常，则人的神志清晰；反之神志昏蒙，表情淡漠，多属心神已衰，即病情加重。

望气色，皮肤和体表组织的色泽荣润或枯槁，是脏腑气血盛衰的重要表现。

《医门法律》曰："色者，神之旗也，神旺则色旺，神衰则色衰"。

望体态，指人的形体动态。形体丰满还是瘦削，动作自如还是艰难。也是反映机体功能强弱的主要标志。

总之，我们要先看一个人，是用有神或无神来推测他的预后。

学员问，何为有神和无神？

老师说，神气的判断是根据神的表现，按神的旺衰和病情的轻重，一般分为：得神，少神，失神，假神四种类型。

得神，又称"有神"，其临床表现为：神志清楚，两目精彩，呼吸平稳，语言清晰，表情丰富自然，面色荣润，动作自如，反应灵敏，提示正气充足，精气充盛，机体功能正常，为健康表现。

少神，又称"神气不足"，一般临床表现为：精神不振，两目乏神，面色少华，肌肉松软，倦怠乏力，少气懒言，动作迟缓，提示正气不足，可见于体质虚弱者。

失神，又称"无神"，是精亏神衰重病的表现，一般临床表现：面色无华，两目晦暗，形体消瘦，神昏谵语，循衣摸床。提示：人体正气大伤，精气亏虚，多见于慢性久病病人，属病重病危。

假神，是危重病人出现精神暂时"好转"的虚假表现。其临床表现一般为久病。重病本已失神，突然神志清醒，目光转亮而浮光外露，此属病危，常为重病病人临终前的表现。古人比作"回光返照"或"残灯复明"。

总之，我们诊病时首先会查神，其次还要会查看气色。

学员问，望气色需要观察些什么？

老师说，望气色是观察病人皮肤的颜色和光泽，它是脏腑气血外荣的表现。颜色的变化可反映不同脏腑的病证和疾病的不同性质；光泽的变化即肤色的荣润或枯槁，可反映脏腑精气的盛衰。十二经脉，三百六十五络，其气皆上注于面，面部气血充盛，且皮肤薄嫩，色泽变化易于显露，故望气色主要指面部的色泽。通过面部色泽的变化，可以帮助了解气血的盛衰和疾病的发展变化。大致表现有以下几个方面：

（1）正常人面色微黄，红润而有光泽。

（2）面色红：为热证。血液充盈皮肤脉络则显红色。血得热则行，脉络充盈，所以热证多见红色。如满面通红，多是实热；若两颧绯红，多为阴虚火旺之虚热。

（3）面色白：为虚寒证或失血。血脉空虚，则面色多白。寒则凝，寒凝经脉，气血不荣或失则脉空虚。若面色苍白而虚浮多气虚；面色苍白而枯槁多为血虚。

（4）面色黄：多为脾虚而水湿不化，或皮肤缺少气血之充养。若面目鲜黄为阳黄，多属湿热；面目暗黄为阴黄，多属寒湿；面色淡黄、枯槁无泽为萎黄，多为脾胃虚弱，营血不足；面色黄胖多为气血虚而内有湿。

（5）面色黑：多属寒证；虚证，常为久病、重病、阳气虚。阳虚则寒，水湿不化，气血凝滞，故多见于肾虚及血瘀证。

（6）面色青：多为寒证、痛证和肝病。为气血不通，脉络阻滞所致。

我们看过了气色，再次要看看体态。

学员问，怎么看体态？

老师说，因为形态外形与五脏相应，一般地说，五脏强壮，外形也强壮；五脏衰弱的外形也衰弱。如体形结实，肌肉充实，皮肤润泽，表示体格强壮，正气充盛；形体瘦弱，肌肉瘦削，皮肤枯燥，表示衰弱，正气不足；形体肥胖，气短无力，多为脾虚有痰湿；形体消瘦，多为阴虚有火；手足屈伸困难或肿胀，多为风寒湿痹；抽搐、痉挛、多是肝风；足膝软弱无力，行动不灵，多为痿证；一侧手足举动不遂，多为中风偏瘫。

以上我们把全身整体望诊的望神、色、形、态，四个大的方面讨论完了，下面我们讨论局部望诊。

2. 从头到脚均须辨

学员问，老师你说局部望诊从头到脚都要看，具体观察哪些方面？

老师说，局部望诊是从头到脚要看，具体内容太多了，以歌诀为提纲一一分析。

头、面、（头）发、目、口（腔）、（牙）齿、咽；

耳、鼻、颈（项）、胸（胁）、腹、（四）肢联；

腰、背、二阴同观察；看察过程注皮研（注意皮肤病）。

下面分别讨论：

望头：

头形：巨颅是头形过大，伴智力不全，多为先天不足，肾精亏，脑积水；小颅是头形过小，伴智力低下，为先天不足，肾精亏损；方颅是小儿前额左右突出，头顶平坦，为肾精不足，脾胃虚弱，多见佝偻病。

囟门：凹陷是虚证，为伤津；囟填为实证，为火邪上攻，为脑髓病变；解颅是囟门迟闭，为肾精不足，发育不良，常见佝偻病。

头部不自主摇动，为筋脉失养，动风先兆。

头发：发黄并干枯，为精血不足；小儿发黄并生长缓慢，为先天不足；小儿发结如穗，为疳积病；青年发白，为肾虚，劳神耗伤精血；脱发，突脱为血虚受风；青壮年脱发伴腰酸健忘，为肾虚；伴头痒，多屑，多脂，为血热化燥。

望面：面部浮肿，为水肿病；面部红肿为风热火毒；腮肿为痄腮或发颐；口眼喎斜为风邪中络；面部表情惊恐，小儿见惊风；苦笑面容见脐风或破伤风；狮子面见麻风病。

望目：目赤肿痛为心肝上火；目肿为水肿；目陷为气血不足，伤津耗液；双目突为肺胀或瘿瘤；单目突可能有肿瘤；睑缘起结节为麦粒肿。

望耳：耳轮白为气血亏虚；红肿为肝火；青黑为内寒；伴干枯为重病；小儿耳背红络为麻疹将出之兆；耳道流脓为肝胆湿热。

望鼻：鼻端色赤为肺脾蕴热；色青为阴寒腹痛；枯槁为胃气衰败；鼻头红肿生疖为胃热血热；鼻端生红色粉刺为肺胃蕴热；鼻柱溃陷为梅毒、麻风；鼻流清涕为外感风寒；流浊涕为外感风热；久流臭涕为鼻渊。

望口唇：口唇淡白是血虚；深红是实热；樱桃红为中毒；青紫为血瘀；青黑为寒盛；唇干为津伤；糜烂为脾胃积热；口角流涎为小儿脾虚，成人中风；口疮为心脾积热。

望齿与龈：齿干如石是阳明热甚津大伤；齿干如骨为肾阴枯竭精不上荣；牙齿松动是肾虚；牙关紧闭是肝风内动；龈色淡白为血虚；牙龈肿痛为胃火亢盛；牙龈出血为脾虚失固或肾虚炎上。

望咽喉：咽部肿痛是肺胃热毒壅盛；咽部嫩红稍干为阴虚火旺。

望颈项：颈侧颌下耳后有肿块如豆是瘰疬；颈前结喉处有肿块为瘿瘤；头项强痛兼恶寒为外感；项部强直兼壮热昏迷为延髓有病；睡醒后颈痛为落枕；小儿颈软为先天不足；重病颈软是病危；安静时颈动脉搏动是肝阳上亢或血虚重症；坐位颈静脉怒张是心血瘀阻，水气凌心。

望胸胁：扁平胸为肺阴虚或体弱；桶状胸为肺气不宣肺气肿；肋如串珠见于佝偻病；乳房红肿热痛见乳痈；病中见呼吸急促是实证，呼吸微弱是虚证。

望腹部：单腹胀满兼肢瘦为臌胀；腹部胀满兼身肿是水肿；腹部局部膨隆多是积聚；腹部凹陷，新病是伤津，久病是病危；腹部青筋暴露是臌胀；腹水兼脐突是病危。

望腰背：驼背是肾气亏虚，脊柱病；腰部拘急转侧不利多是寒湿或外伤所致；病人消瘦兼脊骨突出见于慢性重病。

望四肢：肌肉萎缩是痿证；四肢肿胀或足跗肿胀是水肿；小腿青筋是寒湿内侵所致；指关节呈梭壮形是风湿筋挛；指大如杵是心肺虚损；膝部红肿热痛为热痹；手足拘急为寒凝；手足蠕动是动风。

望二阴：阴囊肿大为疝气或脉络迂曲；阴户有物突出为阴挺；阴肿无痛痒是水肿病；阴部红肿痒痛是肝经湿热；肛门内外有紫红肿块多痔疮；痔疮溃后流脓水是肛瘘；肛门裂口疼痛见流血多肛裂；便后直肠脱出中气不足为脱肛。

望皮肤：皮肤发赤多火毒，按部位而定，头部多火丹，小腿是流火，全身多游丹；皮肤发黄多黄疸；皮肤发黑为黑疸，属劳肾；皮肤白斑多白癜风；皮肤干涩为津伤或营阴亏虚；皮肤干枯粗糙是瘀血。

望斑疹：点大成片，或红或紫，平铺于皮下，摸之不碍手，压之不褪色为斑，色红紫为阳斑，青紫为阴斑；点小如粟，色红，高出皮肤，扪之碍手，压之褪色为疹。疹色桃红，形如麻粒，先发于发际颜面，渐继躯干四肢，恢复仍按发出顺序消退，乃为麻疹；疹色淡红稀疏，时隐时现瘙痒或有轻度发热为风疹；疹淡或色白似丘疹，瘙痒，搔之融合成片，高出皮肤，出没迅速为瘾疹。不论斑或疹都应注意顺逆。

望白痦：胸部出现白色晶莹透明小疱疹，是外感湿热。

望疮疡：疮疡是外科疾病，主要有痈、疽、疔、疖之分。痈为患处红肿高大，根盘紧束，热而疼痛；疽是漫肿无头，皮色不变，边界不清，无热无痛；疔是初起如粟，根深形小，其状如针，顶白而痛，有痒或木；疖是浅表局限，形小而圆红肿热痛不显。

望局部就讨论到此，下面重点讨论一下望舌。

3. 舌是人体的一面镜子

学员问，为什么说"舌是人体的一面镜子"？

老师说，中医看病，都要看看舌，这是什么道理呢？原来，舌和人体脏腑关系密切，观察舌的变化情况，可以了解脏腑病变的寒热虚实，可以测知病情的深浅轻重，所以中医特别重视望舌，称为舌诊。

舌诊是中医诊断疾病的重要方法。舌头通过经络与五脏相连，因此人体脏腑、气血、津液的虚实，疾病的深浅轻重变化，都有可能客观地反映于舌象，通过舌诊可以了解脏腑的虚实和病邪的性质、轻重与变化。其中舌质的变化主要反映脏腑的虚实和气血的盛衰；而舌苔的变化主要用来判断感受外邪的深浅、轻重，以及胃气的盛衰。

正常人的舌体柔软灵活，颜色淡红，富有生气，称为淡红舌。如果舌体变得转动不灵，表示病情严重；舌体的红色变浅，反映气血不足；舌体的红色加深，是热证的表现；舌体出现瘀点、瘀斑，又是瘀血证的常见征象；舌体淡白而肿胀，并出现齿印，反映病证属于虚寒性质；舌体瘦小、深红而开裂，则是阴虚有热的表现。

正常人的舌体表面铺有一层薄薄的苔垢，呈白色，干湿适度，中医称为正常舌苔，也叫薄白苔。外感疾病初起阶段的表证，舌苔较薄，涉及脏腑病变的里证，舌苔可以增厚。寒性病证的舌苔多呈白色，热性病证的舌苔多呈黄色，也有出现黑色的。舌苔干燥表示津液亏损，舌苔滑润表示湿浊不化。

结合现代医学观察表明，在许多疾病中，舌确有各种各样的变化。脑出血引起的偏瘫及舌下神经麻痹的病人，舌头伸出来总是歪在一边。脑炎、甲状腺功能亢进及某些神经官能症的病人，伸舌时常常出现颤抖。猩红热的病人，红肿的舌刺突出于光洁的舌面，状如草莓。恶性贫血的病人，舌乳头萎缩，舌面光滑。缺乏维生素 B_1 的病人，肿胀的舌头被牙齿挤压而出现齿印。缺乏维生素 B_2 的病人，舌乳头消失，舌尖和舌边往往会出现溃疡或开裂。淡白舌多见于各种贫血、慢性肾炎及慢性腹泻等；红绛舌多见于各种炎症感染；青紫舌多见于肝脏病、心脏病和各种癌症；肝硬化的患者常可见到舌头充血肿胀，呈蓝红色，称为"肝舌"；白血病常见舌溃疡；甲状腺功能减退者多见舌胖大；先天性心脏病人舌呈紫绀色；严重的阻塞性黄疸病人舌边有时可见黄色素沉着；尿毒症晚期病人的舌上有时可见白霜样的尿素结晶等。

由此可知，古今名医都认为舌与疾病有密切关系，体内许多疾病都可通过舌反映出来，所以说舌的变化是反映人体健康的一面镜子。下面作详细分析。

学员问，舌诊病有没有区域划分？

老师说，中医舌诊看病是把舌划分为一定的区域，各代表着具体意义。中医将舌划分为舌尖、舌中、舌根和舌侧。认为舌尖属心肺，舌中属脾胃、舌根属肾，

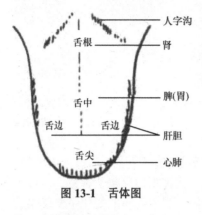

人字沟
舌根
肾
舌中
脾(胃)
舌边 舌边
肝胆
舌尖
心肺

图 13-1 舌体图

舌两侧属肝胆。根据舌的不同部位反映不同的脏腑病变，在临床上具有一定的参考价值，但不能机械地看，需与其他症状和体征综合加以考虑（图 13-1）。

学员问，什么是舌质？从哪些方面察看舌质？

老师说，舌质，是指舌的本体。主要观察其色、形、态三方面。

正常舌质为色泽淡红，含蓄荣润，胖瘦老嫩适中，运动灵活自如，表示气血充足。见于健康人，也可见于外感初起或内伤病情轻浅者。具体从三方面详细讨论。

学员问，舌色有几种，各代表什么临床意义？

老师说，舌色大致有五种。

（1）淡舌：舌色较正常浅淡，主虚证、寒证，多见于血虚，为阳气衰弱、气血不足象。色淡而胖嫩为虚寒；胖嫩而边有齿痕为气虚、阳虚。

（2）红舌：舌色较正常深，呈鲜红色，主热证，多为里热实证。舌尖红是心火上炎；舌边红为肝胆有热；红而干为热伤津液或阴虚火旺。

（3）绛舌：舌色深红，为热盛，多为邪热深入营分、血分或阴虚火旺。红、绛舌颜色越深，表明热邪越重。

（4）瘀斑舌：舌上有青紫色之瘀点或斑点，多为内有瘀血蓄积。

（5）青紫舌：全舌舌质呈现青紫，或为热极，或为寒证。舌质绛紫色深而干燥为热极，温热病者为病邪传入营分、血分；舌质淡黄紫或青紫而滑润者为阴寒证。

学员问，舌形代表什么？

老师说，舌形是从观察舌质的老嫩、胖瘦、芒刺、裂纹等来判断体质健康状态。

（1）老嫩：老即指舌质纹理粗糙，形色坚敛，多属实证、热证；嫩指舌质纹理细腻，形色浮嫩，多属虚证或虚寒证。

（2）胖瘦：胖指舌体胖大、肿胀，多与水湿停留有关。舌质淡而胖，舌边有齿痕者，多属脾虚或肾阳虚、水湿停留；舌质红而肿胀，多属湿热内蕴或热毒亢盛。瘦指舌体瘦小而薄，多属虚证。舌质淡而舌形瘦者，多为气血不足；舌质红绛而舌形瘦者，多属阴虚内热。

（3）芒刺：舌乳头增生、肥大，突起如刺，多属热邪亢盛。热邪越重，芒刺越大、越多。临床上芒刺多见于舌尖与舌边，舌边芒刺多属肝胆热盛。

（4）裂纹：舌体上有多种纵行或横行的裂沟或皱纹，多由于黏膜萎缩而形成。裂纹舌可见于少数正常人。舌质红绛而有裂纹者多属热盛；舌质淡而有裂纹者多属气阴不足。

学员问，舌的动态代表着什么？

老师说，舌的动态是观察舌体有无震颤、歪斜、痿软、强硬等表现人体健康状态。

（1）震颤：舌体不自主地颤抖，多属气血两虚或肝风内动。

（2）歪斜：舌体偏歪于一侧，多为中风偏瘫或中风先兆。

（3）痿软：舌体伸卷无力，多因气血俱虚筋脉失养所致。

（4）强硬：舌体不柔和，屈伸不利，甚或不能转动，多属高热伤津，邪热炽盛，或为中风的征兆。

学员问，老师什么是舌苔，怎样看舌苔？

老师说，舌苔指舌面上附着的一层苔状物，是胃气上蒸所生。观察舌苔内容包括苔的颜色、厚薄及润燥几个方面，以诊察病邪的性质、浅深，邪正的消长。具体如下：

（1）苔色：有白苔、黄苔、灰苔、黑苔等。

1）白苔是临床上最常见的，其他颜色的苔可以认为是白苔基础上转化而形成的。白苔一般属肺，主表证、寒证，但临床上也有里证、热证而见白苔者。如薄白而润为风寒；薄白而燥为风热；寒湿之里证可见白而厚腻之苔。

2）黄苔有淡黄、嫩黄、深黄、焦黄等不同。一般说，黄苔的颜色越深，则热邪越重。淡黄为微热；嫩黄热较重；深黄热更重；焦黄则为热结；黄而干为热伤津；黄而腻则为湿热。

3）灰黑苔多主热证，亦有寒湿或虚寒证。舌苔灰黑而干，为热盛伤津；舌苔灰黑而湿润，多属阳虚寒盛。灰黑苔多见于疾病比较严重的阶段。

（2）厚薄：有薄苔、厚苔、少苔、无苔。薄苔多为疾病初起，病邪在表，病情较轻；厚苔多示病邪较盛，并已传里；或有胃肠积滞；或有痰湿。苔愈厚表示邪越盛，病情愈重。但舌苔的形成，反映了胃气的有无，舌苔虽厚，说明胃气尚存的一面，而少苔常表示机体正气不足，无苔则是胃气大虚，缺乏生发之机。舌面上有不规则的舌苔剥脱，剥脱处光滑无苔，称为花剥苔，多属胃的气阴不足，若兼有腻苔则表示痰湿未化而正气已伤。

（3）润燥：反映体内津液的情况。正常舌苔不干不湿，无苔干燥为体内津液已耗，外感病多为燥热伤津，内伤病多为阴虚津液不足；舌苔湿润表明津液未伤，而苔面水分过多伸舌欲下滴，称为滑苔，则示体内有湿停留。腻苔：苔质致密、细腻如一层混浊光滑的黏液覆盖于舌面，不易擦去，多属痰湿内盛。腐苔：苔质疏松如豆腐渣，堆于舌面，易于擦去，多为实热蒸化胃中食浊，为胃中宿食化腐的表现。

另外注意染苔：如饮用牛奶后苔呈白色；吃乌梅、杨梅、咖啡、陈皮梅、橄榄等可将舌苔染为黑色或褐色；吃蚕豆、橘子、柿子及黄连、核黄素等，使舌苔染成黄色。这些暂时的外物沾染，不可误认为病理的舌苔。

望舌就讨论到此，第四个问题谈谈排泄物。

4. 对排出物须审辨

学员问，望排出物包括哪些内容？

老师说，望排出物包括痰涎、呕吐物、涕、泪、汗、脓液、二便、经带等。观察排出物的形、色质量的变化，为辨证分析提供必要的参考资料。然而往往大部分内容物由患者观察叙述，也成为问诊的内容，一般而言，排出物色淡，清稀者，多为寒证，色深黏稠者多属热证。

以下谈谈望诊最后一个课题——看指纹。

5. 小儿指纹把三关

学员问，望小儿指纹看哪里，怎样看，有什么意义？

老师说，望小儿指纹是看小儿浮露于食指桡侧的脉络（即食指掌侧的浅静脉）。是由手太阴肺脉分支而来，所以望小儿指纹与诊寸口脉具有近似的临床意义，适用于3岁以下的幼儿。望指纹，主要是观察其色泽与形态的变化。

望小儿指纹有三关，即风、气、命三关，食指第一节为风关，第二节为气关，第三节命关。

观察方法：医生用左手把小儿食指，以右手大拇指用力适中地从命关向气关、风关推数次，使指纹明显，便于观察。

怎样辨别疾病的轻重：指纹仅见于风关，表示邪浅病轻易治；至气关则病势较重，病邪较深；如由风关、气关透至命关，即指纹伸延到指端，所谓透关射甲，则病深而危重。望小儿指纹重点把握好三关。

望指纹的临床意义：色泽变化：正常的指纹，黄红相兼，隐现于风关之内。纹色鲜红多属外感风寒表证；紫红色为热证；色青主惊、主风、主痛；色淡为虚证。形态的变化：纹色深浓粗大，为邪盛病重；指纹极细、色淡、多为正虚；纹浮为病在表；纹沉为病在里。

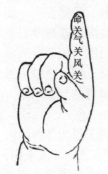

结合西医临床体会到，指纹充盈度的变化与静脉压有关。小儿患心力衰竭、肺炎时，大多数向命关伸延，这是由于静脉压升高所致。指纹的色泽在某种程度上也反映体内的缺氧程度，缺氧越甚，血中还原血红蛋白量就越多，指纹就更显青紫。故在肺炎及心力衰竭的患儿多出现青紫色或紫色的指纹，贫血的患儿，则由于红细胞及血红蛋白的减少、指纹色也变淡（图13-2）。

图13-2　小儿指纹图

最后老师说，我们运用自己的视觉，观察患者全身和局部情况，以获得与疾病有关的资料，作为分析病变的依据讨论完了，但这一节是诊断疾病的重点，也是前人临床经验总结，我们一定要掌握！由于时间关系其他三诊下一节再讨论。

思考题

1. 试述什么是五色主病？
2. 局部望诊都看哪些内容？
3. 舌质和舌苔的变化反映什么病变？

4. 看小儿指纹主要掌握哪些方面?

扁鹊望诊的故事

《史记 扁鹊仓公列传》中记载,说扁鹊路过齐国,见到了齐桓公,他一看齐桓公,就说:"君有疾在腠理,不治将深",齐桓公觉得这是胡说八道,就说"寡人无疾",然后等扁鹊出去了,桓侯谓左右曰:"医之好利也,欲以不疾者为功。"过了五天以后,扁鹊又来了,一见到齐桓公,就说:"君有疾在血脉,不治恐深。"桓侯再次回答说:"寡人无疾。"扁鹊很没趣,就出来了,这还是让桓侯很不爽。又过了五天,扁鹊再次来看齐桓公了,这次他还是没有接受教训,仍然是看了一眼后,说:"君有疾在肠胃间,不治将深。"这次更是不爽了,干脆都没有搭理扁鹊,"桓侯不应"。扁鹊再次讨了个没趣,又出来了,等到再过五天以后,"扁鹊复见,望见桓侯而退走"。这回轮到齐桓公奇怪了,每次都是说我有病的,这次怎么话也不说,就走了呢?于是赶快派人去问为什么,扁鹊曰:"疾之居腠理也,汤熨之所及也;在血脉,针石之所及也;其在肠胃,酒醪之所及也;其在骨髓,虽司命无奈之何。今在骨髓,臣是以无请也"。又过了五天,桓侯开始感觉身体疼痛,这才想起扁鹊,马上派人去找扁鹊,扁鹊却早已离开了齐国。桓侯最后是死了。

笔记十四 全面诊断须四察

学员主持人说，上一次我们讨论了四诊的望诊，今天将讨论其他三诊，老师说了这都是诊断疾病的重要手段，仍需要我们认真讨论并做好笔记，下面请老师作详细指导。

1. 闻诊是耳鼻并用

学员问，闻诊包括哪些内容？

老师说，闻诊包括听声音和嗅气味两个方面的内容，同样是不可缺少的诊察方法。是医者通过听觉和嗅觉了解由病体发出的各种异常声音和气味，以诊察病情。也是医生获得客观体征的一个重要途径。下面分别讨论。

（1）闻声音仔细倾听

学员问，听声音主要听些什么？

老师说，听声音，主要是听患者言语气息的高低、强弱、清浊、缓急等变化，以及呼吸、咳嗽、呕吐、呃逆、嗳气等声响的异常，以分辨病情的寒热虚实。下面——讨论。

听气息：发声重浊，声高而粗，多属实证；发声轻清，低微细弱，多属虚证。小儿阵发惊呼，发声尖锐多为惊风。

听言语：声高有力，前轻后重，多为外感病；声音低怯，前重后轻，多为内伤。说话多而声音有力，多属实热；说话少而声音低微，或说话断续不接，多属虚寒。说话声高有力，但语无伦次，神志不清，为"谵语"属实证；发音无力或不接续，语言重复，神疲不力，为"郑声"属虚语；自言自语，见人便停，为"独语"，属心力不足。语言謇涩多为中风。

听呼吸：呼吸气粗或喘多属热属实，呼吸气微多属虚证。

听咳嗽：咳声重浊声粗，多属实证；咳声无力，多属虚证；干咳阵阵而无痰为燥咳；咳时痰声辘辘，多为痰湿咳嗽。

呕吐：是胃中饮食物、痰、水液冲出口的一种表现。呕吐声音微弱，吐势缓慢，吐物为清痰水，多为虚证、寒证；呕吐声音宏大，吐物痰黏黄，或酸苦，多属实证；呕吐酸腐，多因暴饮暴食，过食肥甘厚味，食滞胃中所致。

听呃逆：呃声高而短，且响亮有力，多属实热；低而长，且微弱无力，多属虚寒。

嗳气（打饱嗝）：为胃气上逆所引起的。嗳气无味，多为胃虚或寒气侵于胃中；

嗳气不止，胸腹不舒，多属气郁胸腹；嗳气吞酸，是宿食不化。

（2）嗅气味细心揣摩

学员问，嗅气味主要有哪些？

老师说，嗅气味主要是嗅病人口气、汗气、痰涕及大、小便的气味等。口臭，多为肺胃有热，或有龋齿，或口腔不洁；口出酸臭味，多是胃有宿食，消化不良；口出腐臭气，多是牙疳，或有内痈。汗有臭秽气味，为瘟疫；汗有腥膻气味为风湿热久蕴于肌肤；尿毒症时有尿氨气；严重肝功能不全时有特殊的腥气；身体发腐臭气，可考虑有疮疡；口臭特别重的，应考虑脏腑有否化脓性病变或癌症。另外，月经、白带：稠黏秽臭的为湿热，稀薄而有腥气的属寒；清稀而无气味的，多属虚；病室有血腥臭，多为失血症；尿臊气为水肿病晚期；烂苹果样气为糖尿病；均为危重病证候等。

2. 问诊是投石问路

学员问，怎样进行问诊，要问哪些方面内容？

老师说，中医的"问"，就是询问患者的病情，如哪里不舒服等。问诊时要注意以下一些事项：

（1）医生要注意力要集中，抛去其他杂念，认真询问，不可敷衍了事。

（2）医生态度要和蔼可亲，语言要通俗易懂，不用医学术语去问，以取得患者的信任和合作，必要时启发患者回答，但要避免暗示，以求病情真实。

（3）医生要注意患者的心理活动，帮助患者解除精神负担，树立起战胜疾病的信心，不要给患者的精神带来不良影响。

（4）对于危重病人，要以抢救为先，急则治标，对症治疗，不要先求确诊再行治疗，以免贻误时机，造成医疗事故。

要问的内容主要包括：一般项目、主诉和病史、现在症状等。通过询问，可以了解患者的自觉症状、疾病的发展过程、生活习惯、思想情况和既往病史，从而为辨认现在病证提供更多的依据，这就是为问诊。

学员问，有人说，医生只凭切脉就能诊断病证，根本不需要问诊，问诊的医生不是好医生，这种说法对吗？

老师说，问诊是中医诊断疾病的主要方法之一。有人说，医生只凭切脉就能诊断病证，根本不需要问诊。这种说法是不对的。前面已经说过，中医辨证靠四诊合参，一个医生即使切脉经验非常丰富，也不可能单凭切诊就准确无误地辨识病证。诸如病人的发病情况，经过何种治疗，效果和反应如何等材料，都只能通过问诊才能获得，故问诊甚为重要不可放弃。

学员问，问诊的思路有没有什么注意的地方？

老师说，中医问诊的思路要点有二：一是，要根据辨证的需要，围绕主症（或主诉），深入询问有关细节。如主症为腹痛，则宜追问疼痛的部位、时间、性质、拒按还是喜按，以及有无便秘、腹泻等。其次是，询问病史时，要特别重视症状的演变、主症和伴随症的关系，以便于结合其他三诊的资料，找出主症和兼症。

要为辨证的需要，围绕八纲的有关资料详细查询。如主症为发热，则要追问是否恶寒，有无出汗，渴或不渴，发热时间和热型等。进而为辨证提供可靠的依据。

学员问，中医问诊内容太多，有没有简练的提纲？

老师说，中医对问诊，过去张景岳把它归纳为十问，陈修园编了十问歌，这个十问歌的内容就很简练了。即"一问寒热二问汗，三问头身四问便，五问饮食六问胸，七聋八渴须当辨，九问旧病十问因，再问服药参机变，妇女务必问经产，小儿要问麻疹斑"。我们应该把它熟悉地记下来。

学员问，老师只知道问诊提纲还是有点抽象，能不能再具体说一说？

老师说，你提的问题很具体。下面我按书写病历的顺序做一说明。问诊的一般内容及主诉大致与西医问诊相同，首先抓住主诉，即病人就诊时自觉最痛苦的一个或几个主要症状及时间，围绕主诉的症状，深入询问现病史，则需根据中医的基本理论，从整体出发，按辨证要求，搜集资料，与西医问诊的重点有所区别。

（1）一般问诊：包括姓名、性别、年龄、婚姻、职业、籍贯、住址等。了解一般情况，可取得与疾病有关的资料，不同的年龄、性别、职业、籍贯等可有不同的生理状态和不同的病证，如麻疹，水痘，百日咳多见于小儿；青壮年患病以实证多见；老年人体弱久病以虚证多见，妇女除一般疾病外，还有经、带、胎、产等特有疾病。长江以南的江湖岸区有血吸虫病；蚕桑地区则多见钩虫病；有化学污染的地方可能有矽肺、铅中毒、汞中毒或与职业病有关。

（2）现病史：就是起病到就诊时疾病的发生、发展、变化及治疗经过。

1）问起病：即起病的原因、过程及症状，发生症状的部位及性质，突然发病或起病缓慢，发病的诱因。了解疾病的经过和主要症状的特点及变化规律，例、是持续性还是间歇性，加重还是减轻，性质有无变化，病程中是否经过治疗，曾服何药，有何反应等。了解起病的过程，对于掌握疾病发生、发展和变化规律，指导辨证治疗，有重要意义。

2）问现在症状：**问寒热**：恶寒、发热常是某些疾病的主要表现，注意有无恶寒、发热、时间、发作特点和恶寒发热的关系及轻重。恶寒发热同时并见，多为表证或半表半里证；恶寒重，发热轻，多为表寒证；发热重，恶寒轻，多为表热证；发热不恶寒，多为里热证；畏寒不发热，怕冷，手足发凉，体温低，为阳虚里寒证。

问汗：注意有汗、无汗、出汗时间，发汗部位，出汗多少及特点。外感病发热恶寒而有汗者，为表虚证；发热恶寒而无汗者为表实证；高热大汗出而不恶寒者为里热盛；日间经常出汗，活动后更甚，汗后自觉发凉，气短乏力，称为自汗，多为气虚阳虚；入睡后出汗，醒来汗止，称盗汗，多属阴虚；出汗局限于头部，可见于热不得外泄，郁蒸于上的湿热证；半身出汗、多属气血运行不周；全身汗出，大汗淋漓不止并见身凉肢冷，属阳气欲绝的"亡阳证"。

问饮食：注意询问是否口渴，饮水多少，食欲食量，喜冷喜热，以及口中异常味觉及气味等。口渴与饮水：口渴多饮，且喜冷饮，属实热；口不渴不喜饮，或喜热饮，多属虚寒证；口渴不喜饮，多为湿热；口干咽燥但饮水不多，多属阴虚内热。

食欲与进食：食欲减退，久病多为脾胃虚弱，新病多为伤食、食滞、或外感夹湿而致脾胃气滞；食欲亢进，多食善饥，属胃火亢盛；饥而不食，多属胃阴不足；病中能食是胃气未伤预后较好；病中食量渐增，为胃气渐复，病虽重也有转机。

口中异味：口苦多见于热证，特别常见于肝胆郁热；口酸腐多属胃肠积滞；口淡无味为脾虚湿盛；口咸多属肾虚；口有臭味多属胃火炽盛。

问大便：问排便次数，时间，粪便性状及伴随症状。

便秘是大便次减少，排便困难，粪便量少，干燥而坚硬。新病便秘，腹满胀痛，多属实证、热证；久病、老人或产妇便秘，大便难解，多属津亏血少或气阴两虚。

腹泻是大便次数多，粪便稀软不成形，多为脾胃虚寒；黎明即泻，多属脾肾阳虚；泄泻如水，为水湿下注；泄下如喷射状，肛门灼热，为湿热泻；大便脓血，里急后重，为痢疾，多属大肠湿热；大便色黑，为内有瘀血；便血鲜红，肛门肿痛，为血热；便色暗红，面黄乏力，为脾不统血。

问小便：问小便色、量、次数和伴随症状。小便短赤，小便量少，色黄而热，多属热证；小便短少，不热，可见于汗吐、下后或其他原因所致津液耗伤；小便清长，小便量多而色清，多属虚寒证，也可见于消渴证；小便频数不禁或遗尿，多属气虚或肾气不固；尿痛或尿频尿急，多属膀胱湿热，或伴尿血、砂石则为淋症；排尿困难，点滴而出为癃证，小便闭塞不通无尿为闭证；突然发生癃闭，点滴外流，尿味臭，兼有小腹胀痛或发热，属实证，尿量逐渐减少，甚至无尿，伴腰酸肢冷，面色㿠白，属虚证。

问疼痛：

部位：头、身、胸、胁、腹、少腹、腰、关节等不同部位的疼痛或不适反应。头痛，以后头部、枕部为重，连及项背，为太阳经病；前额疼痛连及眉棱骨为阳明经病；颞侧头痛、偏头痛，为少阳经病；巅顶痛牵引头角，为厥阴经病。

全身酸痛，发热恶寒，多属外感，久病身痛，多属气血不足。

胸痛，伴发热咳喘，咳痰多为肺热；久病胸痛反复发作，多为胸阳不振，夹有气血痰饮瘀阻。

胁痛，属少阳证，或为肝气郁结。

上腹（胃脘）疼痛，多为脾胃病或食滞。

腹痛，多为肠病、虫积、或大便秘结。

少腹疼痛，多为肝脉郁滞，或为疝气，肠痈，妇科疾病。

腰痛，多属肾虚。

关节疼痛，多为病邪隐于经脉。

疼痛的性质：游走疼痛，多为病邪阻于经脉；沉重、酸困、肿胀、多为湿证；

冷痛、怕凉，痛剧，多为寒证；怕热，红肿，多为热证；疼痛胀满，持续不解，多为实证；隐痛、绵绵痛，时痛时止，多为虚证；窜痛、胀痛、时重时轻，多属气滞；刺痛、剧痛、痛有定处，持续痛，多属血瘀。一般说，暴痛多实，久痛多虚；疼痛拒按为实证；喜按为虚证；喜温为寒证；喜凉为热证；食后胀痛加重为实证；食后疼痛缓解为虚证。

问耳目：询问听觉与视觉的改变。暴聋多为肝胆实火；久聋多为肾虚；耳鸣伴头晕腰酸者为肾虚；耳鸣伴口苦胁痛为肝胆火旺；视物模糊，夜盲，为肝虚；目赤肿痛为肝火。

问睡眠：询问睡眠多少，深浅及伴见症状。难以入睡，睡而易醒及多梦等，多属心阴不足，心阳不藏，或心肾不交；夜睡不安，心烦而易醒，口舌生疮，舌尖红赤为心火亢盛，梦中惊呼多为胆气虚或胃热；睡意很浓，常不自主的入睡称为嗜睡，多为气虚、阳虚，或湿困于脾，清阳不升，重病患者的嗜睡多为危象；热性病患者的昏睡，多为热入心包。

问经带胎产：询问妇女月经初潮年龄、停经年龄及周期。月经的量、质、色泽及行经的天数，月经时伴见有症状。已婚妇女询问胎产情况，末次月经日期。

月经推迟；经血色暗，有血块，伴痛经，多属血瘀或寒证；经量少，色淡，多为血虚；经量多而色淡，多为气虚。

月经先后无定期：多伴有痛经、或经前乳房发胀，属肝郁气滞。

月经不来潮：先分别是有孕还是闭经。闭经可有血枯，血瘀，血痨及肝气郁结。如行经突然停止，应询问有无受寒或郁怒太过。

白带：询问白带的量、色和气味等。白带量多，清稀，色白，少臭或有腥味多属虚寒；白带量多，黏稠，色黄，臭秽，多属湿热。

小儿病史依靠询问家属及陪同人员，除问一般内容外，还应询问出生前后，生长和发育状况，父母、兄妹等健康情况，预防接种史，传染病史等。

（3）过去史及个人史、家族史。了解病人既往健康情况，曾患过何病，作过何种治疗。素有肝阳上亢者，可引起中风。素有胃病、癫痫、哮喘、痢疾等，均易复发；个人和生活起居习惯，饮食嗜好，妇女的孕产情况对病情会有一定影响，对患传染性和遗传性疾病者，询问病人的家族史，有助于疾病的诊断。

总之，以上都是问诊需要掌握的内容。

下面我们将讨论最后一个诊断——切诊。

3. 切诊要权衡定夺

学员问，什么是中医的切诊？

老师说，中医的"切诊"就是把脉，通过摸患者脉搏的跳动来诊断病情。中医看病，总要摸脉，因为通过脉象的变化，既可以搜集病情资料，又可以了解正气的强弱，还有助于预测病情的趋势。这就是中医的切诊。

学员问，什么是脉象，脉象有几种？

老师说，脉象是指医生用手指切按患者的特定部位的动脉，依应指的形象来了解病情，辨别病证的诊察方法。脉象源于五世纪的扁鹊、继《内经》中有"三部九候"、《难经》中有"独取寸口"、仲景的"平脉辨证"、后有王叔和之《脉经》，均为脉象最早的专著。

关于脉象有几种，历代说法不一。在《内经》中记载 21 种，《伤寒杂病论》中记载 26 种，《脉经》中记载 24 种，《景岳全书》中记载 16 种，《三指禅》记载 27 种，《辨证录》记载多达 38 种，《频湖脉学》中记载 27 种，近代尤其是院校教材多从 28 脉而论，即《频湖脉学》的 27 种加上《诊家正眼》记载的疾脉来讨论。

学员问，**脉象那么多先从哪些方面了解**？

老师说，你问的很好，我们要学会诊脉先得明白四个问题。

一是脉象形成的原理：简单地说，心主血脉，心动应脉，脉动应指，形成脉象。

二是诊脉的部位：大致有三种，有遍诊法，三部诊法和寸口诊法，我们现在普遍采用寸口诊法，即寸关尺代表脏腑分候诊法，那么寸部左为心，右为肺；关部左为肝，右为脾；尺部均为肾。

三是诊脉的方法，主要有四：**诊脉时间**，一般以清晨最好，因体内外都比较安静，每次诊脉不应少于 1 分钟，古人认为五十动；**体位**，病人取坐位或卧位，直腕手心向上放平，腕下垫脉枕；指法，医生和病人侧向而坐，最好医生左手诊病人右手，医生右手诊病人左手，运指，采用举、按、寻法，即浮取、沉取、中取法。**平息**，医生呼吸要自然，用一呼一吸的时间去计算病人脉搏的次数。

四是诊脉的八要素，每种脉都可以此分析。脉位深浅，至数频率，脉位长短，脉动宽度，脉力强弱，流利程度，脉张程度，脉动节律。

同学们，要学把脉，以上这些基础知识我们都必须了解。究竟如何学习把脉，还得从知常达变开始。

学员问，**老师你是说是不是先学习常脉**？

老师说，你说的很对，我们先了解什么是常脉，常脉在古书里叫平脉。平脉（正常人的脉象）有三个特征，即有胃气，脉象从容、和缓、流利；有神，脉象柔和有力，脉律整齐；有根，尺脉沉取应指有力。胃、神、根的盛衰有无，可判断脏腑功能盛衰，疾病的进退吉凶。下面具体讨论 28 脉。

学员问，**学习 28 脉怎样入手**？

老师说，学习 28 脉要从 6 纲入手，只要抓住 6 纲，把脉诊病也是很容易的事情，6 纲即是 6 种（类）脉象，即浮、沉、迟、数、虚、实 6 类，每类中又包含若干，只要掌握了大类就抓住了把脉的总纲。以下分别说明。

（1）浮脉

脉象特征：轻按即得，重按反减；举之有余，按之不足。

临床意义：浮脉主表证，亦见于虚阳外越证。

机制：如邪盛而正气不虚时，脉浮而有力；如虚人外感或邪盛正虚时，脉多浮而无力。外感风寒，则寒主收引，血脉拘急，故脉多浮紧；外感风热，热则血流薄疾，故脉多浮数。

说明：浮脉亦见于里证。久病体虚脉见浮而无力，阳气虚衰，虚阳外越，可见脉浮无根，是病情危重的征象。故《濒湖脉学》说："久病逢之却可惊。"这种浮脉实际上是举之相对有余，按之非常不足，故称虚浮脉。

除病理性浮脉外，桡动脉部位浅表，或因夏秋时令阳气升浮，而出现浮脉，则不属病脉。

浮脉类其他脉对比：洪脉、濡脉、散脉、芤脉、革脉。

（2）沉脉

脉象特征：轻取不应，重按始得；举之不足，按之有余。其脉搏显现的部位较深，可以理解为"深脉"。

临床意义：沉脉为里证的主脉。邪郁于里，气血内困则脉沉有力，属于实证；若脏腑虚弱，正气不足，阳虚气陷不能升举，则脉沉无力。

机制：脉沉而无临床症状者，不一定是病，可见于正常人。如肥胖者肌肉丰厚，脉管深沉，故脉多沉；冬季气血收藏，脉象亦偏沉。

说明：此外，有的人两手六部脉象都沉细，但无病候，称为六阴脉，亦属于正常生理现象。

沉脉类其他脉对比：伏脉、牢脉、弱脉。

（3）迟脉

脉象特征：脉来缓慢，一息脉动三～四至（一分钟不满60次）。

临床意义：迟脉为寒证的主脉，亦可见于邪热结聚的里实证。

机制：迟而有力为实寒，迟而无力为虚寒。但邪热结聚，经隧阻滞，也可以出现迟脉，其指感迟而有力，伴腹满便秘、发热等胃肠实热证，如《伤寒论》阳明腑实证即属此类，所以，脉迟不可一概认为是寒证。

说明：此外，运动员或经过体力锻炼之人，在静息状态下脉来迟而缓和。正常人入睡后，脉率亦可见迟，都属生理性迟脉。

迟脉类其他脉对比：缓脉、涩脉、结脉。

（4）数脉

脉象特征：脉来急促，一息五～六至（每分钟90次以上）。

临床意义：数脉是热证的主脉。亦可见于虚证。

机制：张景岳说："暴数者多外邪，久数者必虚损。"数而有力为实热；数而无力为虚热。邪热亢盛，气血运行加速则脉数有力；久病阴虚，虚热内生则脉数无力或细数；浮大虚数，数而无力，按之空豁为虚阳外浮。

说明：此外，正常人在运动或情绪激动时，脉率加速。小儿脉率与年龄成反比，即年龄越小，脉率越快。儿童脉搏一息约六至左右（每分钟110次左右）；婴儿脉搏一息约七至左右（每分钟120次左右），均为正常生理脉象。

数脉类其他脉对比：疾脉、动脉、促脉。

（5）虚脉

脉象特征：举之无力，按之空豁，应指松软，是一切无力脉的总称。

机制：《脉经》曰："虚脉，迟大而软，按之无力，隐指豁豁然空"。以指感势弱力薄为其特点。但是，临床上虚证有气血阴阳的不同，故虚脉的形态亦不一，主要可分为两类：①宽大无力类，如芤、散脉；②细小无力类，如濡、弱、微脉。

临床意义：主虚证。多见于气血二虚。气虚无力推动血行，搏击力弱故脉来无力；气虚不敛则脉道松弛，故按之空豁。血虚不能充盈脉道，则脉细无力。迟而无力多阳虚，数而无力多阴虚。

虚脉类其他脉对比：细脉、微脉、短脉、代脉。

（6）实脉

脉象特征：脉来充盛有力，其势来盛去亦盛，应指幅幅，举按皆然，为一切有力脉的总称。

临床意义：主实证。

机制：由邪气亢甚而正气不虚，正邪相搏，气血壅盛，脉道充满所致，脉实而偏浮数为实热证，实而偏沉迟为寒实证。

说明：如久病出现实脉则预后不良，往往为孤阳外脱的先兆，但必须结合其他症状加以辨别。实脉见于正常人，必兼和缓之象。为气血超常，脉道充盈，鼓搏力强所致。一般两手六部脉均实大，称为六阳脉。

实脉类其他脉对比：滑脉、长脉、弦脉、紧脉。

总而言之，摸脉是一种重要的诊病手段，也是中医诊病的一种独特方法，是四诊中的重要环节。不仅可以审查病情的当下，还有助于判断预后，如病情当下虽然沉重，但脉象和缓有力，则仍有转机；如果脉象细微欲绝，简直摸不清楚，言行虽然清晰，则预后会有不良的征象。

以上 6 脉，只是 28 脉的提纲，我们要学好诊脉需结合提纲，认真研读有关书籍，如晋代王叔和的《脉经》，明代李时珍的《濒湖脉学》等。都需要我们细心领悟！

四诊到今天我们都讨论完了，由于时间关系今天就讨论到此。

思考题

1. 闻诊包括哪些内容？

2. 问诊时有哪些注意事项？

3. 问诊包括哪些内容？

4. 诊脉应从哪些要素去分析？

5. 脉象有几类，各有什么特征？

王叔和

　　一千七百多年以前，高平（今山东省邹城市）有个小村子叫王寺村，村里有家世代相传的医药铺子，主人姓王。王记药铺传到王叔和的时候，规模没比从前大多少，家产没比以前多多少，但那治病救人的名气却比从前大得多了。北并州南许昌，谁个不晓得太行山的王先生。上至王孙公子，下到庶民百姓，千里迢迢来高平王寺村就医的络绎不绝。王叔和秉承祖德，不尚虚名，不贪金银，山下修一盘药碾，村边摆一副药臼，家中开一间药铺，日常里或为人治病，或上山采药，或潜心研究他的《脉经》，倒也悠然自在。

　　可惜好景不长，到了魏末晋初，北方战争频发，瘟疫流行，老百姓的生活苦不堪言。穷苦百姓得了病，还要挣扎着去做工挣钱，及到病入膏肓打熬不过了，这才不得不求医。试想这等病人那有好治的！王叔和是个直性子人，既不会说那好听的绕弯话，又不会把麻缠事推出手，依旧是尽心尽力为人治病，却不料看一个死一个，瞧两死一双，一时倒叫人心浮动，人们因怀疑他的医术而不敢上门了，过去门前车水马龙的情景不见了。

　　再说高平城里有座杂货铺，铺子里有两个年轻伙计，一个叫大二，一个叫小三。这一天，伙计两正在铺子里站柜，忽然看见王叔和从铺门前走过，免不了议论一番，大二说："这王先生可是越来越不行了，先前是个济世活人的菩萨，如今变成了要命的阎王。"小三道："这话不对，那些病人原是他自个病的没救了，如何怨得王先生的医术！"，大二道："你也好笑，没病谁个求医，求医原为活命，难道为了找死？"小三道："照你这么说，便是好人经王先生搭手也要亡命了，我今天偏要请王先生诊脉，看看我死了死不了！"伙计讴了满肚子气，就吃饭去了，那小三子是个一根筋儿，和大二拌了嘴，心里很不痛快，下死地吃着小米捞饭，刚放下碗，就看见王叔和又从铺前走过，小三心里一急，喊一声"王先生！"一个猛子从里屋跳到当街上，接着，身不由己地躺倒在地上，大喊肚痛！王叔和见地下躺着的愣小子，热汗满面，就地打滚，忙蹲下抓住他的手腕切了脉，叹口气道："此人无救了"。那大二一听此话忍不住笑道："真真是大白天碰上勾命鬼！我师弟半点病症也无，原不过怄气，打赌考考你，你就真当他要死了，这样的庸才还吹什么'太行山上……'"话没说完，只听小三呼了一声就不动了。上前伸手一探，已没了气，心下大惊，连叫"怪！怪！王先生真真把个活生生的小伙子给看死了！"那小三本因吃饭过饱，又猛力一蹦，使胃肠崩裂，但那些街头看热闹的不去细究其因，亦不听王叔和的解释，只附和大二的说法，立刻一传十，十传百，加枝添叶，把王叔和描绘成了灾星魔头瘟祖宗，别说谁来找王叔和治病，就连他原先的街房邻居，也唯恐避他不及。这样一来，王叔和在家乡一时难以立足，感慨一番，挑起个药担儿云游去了。

　　且说太行山下有个济州城，城里有家"济生堂"药店，这店里前些日子新聘了一位坐堂医生。那坐堂的虽说新来乍到，治病配药颇具神通，特别精于内科诸症。一天，济州城里有一家出殡，看那将将就就的殡仪，就猜得出是个贫寒之家。那口薄板棺材从济生堂抬过时，沥下几点鲜血。正在柜台前坐堂的先生，瞥见血迹，陡然一惊，再定睛细看就大叫："那出殡的，如何将活人往外抬？"出殡队里哀哭的，哀歌的，吹打的，各司其职，无人理会。坐堂先生一急，上前拉住拉灵幡的半大孩子不放行，一连声地嚷道："棺里是活人，棺里人没死！"出殡的队伍乱了套，几个后生以为他有意糊弄，扯住他就要打。吹鼓手是个老者，见多识广，看坐堂先生不像作恶的，止住年轻人，唤过一位中年汉子叫他裁夺。中年汉子姓午名逢生，棺里殓的正是他的妻子贾氏，年仅二十八岁，因产中血崩脱阳暴亡。当地风俗，年轻女人死于流血等症，统称"血光之灾"，为不连累家人街房，须及早入殓安葬。当日贾氏刚刚昏死，族中长者便硬张罗出殡。这午逢生中年丧妻，无限悲伤，听坐堂先生一说竟也异想天开，甘愿开棺验尸。此言一出，几个愣小子一拥上前，"嘎吱"一声把棺盖撬开。坐堂先生抓起死者的人中、关元等穴，顷刻之间，那贾氏时而换气，继而呻吟，再而略睁双目，半欠身子意欲起动。这一件医案，倾刻轰动了济州城。一打听坐堂先生的姓名，才知道是太行山上的王叔和，于是稍知其情者，又绘声绘色地讲起王先生上年在家乡行医，医运不济将活不愣腾的店铺伙计"诊"死的事。一时间，一传十，十传百，把王叔和传成了当今扁鹊、再世华佗。种种奇异传闻，传到了都城许昌，王公大臣们便三聘五请，硬把王叔和弄到京都里当了太医令。

笔记十五　八纲辨证是总纲

学员主持人说，我们讨论了四诊，已学会了收集资料，如何把它分类归纳为治疗原则，还需要在老师的指导下进一步来研究，老师说了这个问题是临床确定治疗方案的重要环节，我们还要认真讨论并做好笔记！

老师说，主持人已阐明了我们要讨论的内容，说得很婉转，具体地说我们要讨论的是八纲辨证。八纲辨证临床最常用，也是辨证的总纲，一通则旁通。

学员问，什么是八纲辨证？

老师说，辨证论治是中医学的特点和精华。对疾病进行辨证诊断，也是中医诊断疾病必须的、独特的内容，它是治疗疾病立法处方的主要依据。掌握了辨证论治，即使没有明确病名诊断，或者虽有病名诊断而目前对该病尚乏特殊疗法，运用辨证论治，也能对这些疾病进行治疗。

中医辨证是在长期临床实践中形成的，方法有多种，有八纲辨证，病因辨证、气血津液辨证、脏腑辨证、卫气营血辨证、三焦辨证、六经辨证等。其中最基本的方法是八纲辨证，换句话说八纲辨证是各种辨证的总纲。

八纲，就是表、里、寒、热、虚、实、阴、阳八个辨证的纲领。医生对通过诊法所获得的各种病情资料，运用八纲进行分析综合，从而辨别病变位置的浅深，病情性质的寒热，邪正斗争的盛衰和病证类别的阴阳，以作为辨证纲领的方法，称为八纲辨证。

八纲是从各种具体证候的个性中抽象出来的带有普遍规律的共性，即任何一种疾病，从大体病位来说，总离不开表或里；从基本性质来说，一般可区分为寒与热；从邪正斗争的关系来说，主要反映为实或虚；从病证类别来说，都可归属于阴或阳两大类。因此，疾病的病理变化及其临床表现尽管极为复杂，但运用八纲对病情进行辨别归类，则可起到执简驭繁的作用，所以八纲是辨证的纲领。

学员问，老师你再给我们说说什么是辨证论治？

老师说，你问得正好，我就想给大家说说辨证论治的概念。辨证，即分析、辨认疾病的证候，是认识和诊断疾病的主要过程和方法。辨，即辨认，辨别，也就是分析。证，即证候，是机体在致病原因和条件作用下，机体与环境之间，脏腑、经络、气血津液之间关系紊乱的综合表现，所以，明确了某一证候，即是对疾病发展阶段中的病因、病位、邪正斗争的强弱、阴阳的偏盛偏衰等病理情况的概括。

辨证的过程，是以脏腑、经络、气血津液、病因等理论为依据，对通过望、闻、问、切四诊所搜集的症状，体征等资料进行综合、归纳、分析、推理、判断、辨明其内在联系，以及各种病变相互之间的关系，从而认识疾病，作出正确的诊断。

辨证和论治，是中医理、法、方、药在临床实施过程重要的两个环节，两者相互联系，不可分割。辨证是认识疾病，论治是针对病证采取相应的治疗手段和方法。辨证是治疗的前提和依据，论治是辨证的目的和检验辨证正确与否的客观标准。

这里我再强调三个字，"病""证""症"。

学员问，老师那"病""证""症"有什么含义？

老师说，"病""证""症"这三个字在中医病历中，尤其是前两个用得比较多，其含义有所不同。具体区别如下：

"病"，是指病名，中医所说的病名中只有少数与西医病名是一致的，如麻疹，白喉，破伤风，哮喘，痢疾等，而大部分的叫法是不同的。由于中西医的理论体系不同，对疾病的认识是不一样的。西医对疾病的认识是建立在人体解剖学，病理生理学的基础上，临床诊断疾病的依据是病人的自觉症状、体格检查、化验检查；中医学认为疾病是人体阴阳偏盛偏衰的结果，临床辨证主要依据病人的症状和体征（舌象、脉象等），诊断时不一定要确定病名，而是要明确是什么"证"。

"证"，即证据、证候的简称，它不单纯是症状或主观感觉，而是一组综合征，也是中医对疾病的诊断。"证"是一组特定的临床表现（症状，体征等），并包含着病因、病变部位、病变性质、正邪双方力量对比状况等方面的综合概念。"证"是从分析症状和体征着手，归纳成为比症状更能说明疾病本质的概念。

"症"是指单个的症状，中西医认识是一致的，如头痛，发热，咳嗽，心慌，恶心，呕吐等。

我们只有把这三个字的概念搞清楚了在辨证论治过程中就不会张冠李戴闹笑话了。

学员问，八纲辨证既是纲领有没有什么特点？

老师说，你问得很好，每种事务都是有一定规律的，八纲辨证亦如此，只要掌握了它的特点，就会使它更好地为诊断服务。

八纲辨证的特点主要有三方面：

（1）六纲可分属于阴阳，故八纲应以阴阳为总纲，如阳证可概括表证、热证、实证，多见于正气旺，抗病力强或疾病初期；阴证可概括里证、寒证、虚证，多见于正气衰，抗病力低或疾病的后期。

（2）八纲病症可互相兼见，如表寒里热，表实里虚，正虚邪实等。

（3）八纲病证可在一定条件下，向对立面转化。一般有阴证转阳示病情好转，阳证转阴示病情恶化；由里出表示病势向愈，由表入里病势发展；由虚转实预后良好，由实转虚预后较差；热证变寒表示正虚，寒证变热多为邪实。

我们了解了这些特点，就能把握大方向。下面讨论一下八纲辨证的具体内容。

1. 病位浅深从表里

学员问，老师你说说什么是表里辨证？

老师说，表里辨证。所谓表里，是说明病变部位深浅和病情轻重的两方面。一般地说，邪在皮毛、肌肤和浅表的属表；在脏腑、血脉、骨髓及体内经络属里。辨证是辨别病位深浅，表证，即病在肌表，病位浅而病情轻；里证，即病在脏腑，病位深而病情重。

（1）表证须分寒热虚实

学员问，如何辨表证？

老师说，表证是病位浅在肌肤的证候。一般为六淫外邪从皮毛、口鼻侵入机体后，邪留肌表，出现正气（卫气）拒邪的一系列症状，多为外感病初起阶段。表证具有起病急、病程短、病位浅和病情轻的特点。常见于外感热病的初期，如上呼吸道感染、急性传染病及其他感染性疾病的初起阶段。

主证：以发热恶寒（或恶风），头痛，舌苔薄白，脉浮为基本证候，常兼见四肢关节及全身肌肉酸痛，鼻塞，咳嗽等症状。

由于外邪有寒热之分，正气抗御外邪的能力有强弱不同，表证又分为表寒、表热、表虚、表实证。

1）表寒证

学员问，表寒证有哪些表现，如何处理？

老师说，表寒证。主证：恶寒重，发热轻，头身疼痛明显，无汗，流清涕，口不渴。舌质淡红，苔薄白而润，脉浮紧。

病机：寒邪束于肌表或腠理，正邪相争，故恶寒发热，邪气侵犯体表经络，致卫气营血运行不畅，故头身肢体酸痛。正邪相争于表，故脉浮。

治则：辛温解表。

常用方剂：麻黄汤

2）表热证

学员问，表热证有哪些表现，如何处理？

老师说，表热证的主证：发热重，恶寒轻，头痛，咽喉疼痛，有汗，流浊涕，口渴。舌质稍红，苔薄白不润，脉浮数。

病机：邪正相争于表，故发热，恶寒。热邪犯卫，汗孔失司，则汗外泄。热伤津而口渴。热邪在表，故脉浮数。

治则：辛凉解表。

常用方剂：银翘散。

3）表虚证

学员问，什么是表虚证，如何处理？

老师说，表虚证的主证是：表证而恶风，恶寒有汗。舌质淡，舌苔薄白，脉浮而无力。

病机：体质素虚，卫阳不固，故恶风，汗出，脉浮而无力。

治则：调和营卫，解肌发表。

常用方剂：桂枝汤。

4）表实证

学员问，什么是表实证，如何处理？

老师说，表实证的主证是：发热，恶寒，身痛，无汗。舌质淡红，舌苔薄白，脉浮有力。

病机：邪盛正不衰、邪束肌表，正气抗邪，肌表汗孔固密，故发热恶寒而无汗，脉浮而有力。

治则：辛温解表。

常用方剂：麻黄汤。

学员问，四种表证的鉴别要点是什么？

老师说，辨别表寒证与表热证，是以恶寒发热的轻重和舌象脉象为依据。表寒证是恶寒重发热轻，表热证是发热重恶寒轻，表寒证舌苔薄白而润，脉浮紧，表热证舌苔薄白而不润，脉浮数。此外，风寒之邪可以郁而化热，由表寒证变成表热证，外邪侵入肌表后容易入里化热，表寒证（或表热证）可以转化为里热证。

辨别表虚证与表实证，结合病人体质，以有汗无汗为依据。表实证为表证而无汗，年青体壮者多见；表虚证为表证而有汗，年老体弱或久病者多见。

下面讨论里证。

（2）里证辨别分三因

学员问，什么是里证，有哪三因？

老师说，里证是与表证相对而言，病位深于体内（脏腑、气血、骨髓等）的证候称为里证。里证的成因，大致有三种情况：一是表证进一步发展，表邪不解，内传入里，侵犯脏腑而成；二是外邪直接入侵内脏而发病，如腹部受凉或过食生冷等原因可致里寒证；三是内伤七情、劳倦、饮食等因素，直接引起脏腑功能障碍而成，如肝病的眩晕、胁痛，心病的心悸、气短，肺病的咳嗽、气喘，脾病的腹胀、泄泻，肾病的腰痛、尿闭等。因此，里证的临床表现是复杂的，凡非表证的一切证候皆属里证。外感病中的里证还需结合病因辨证、卫气营血辨证，而内伤杂病中，则以脏腑辨证为主。里证要辨别里寒、里热、里虚、里实。在寒热、虚实辨证中再讨论。

老师又说，我再强调一下鉴别要点，辨别表证与里证，多依据病史的询问、病证的寒热及舌苔、脉象的变化。一般地说，新病、病程短者，多见于表证；久病、病程长者，常见于里证。发热恶寒者，为表证；发热不恶寒或但寒不热者，均属里证。表证舌苔常无变化，或仅见于舌边尖红；里证常有舌苔的异常表现；脉浮者，为表证；脉沉者，为里证。

还有临床常见到半表半里证，我们也讨论一下。

（3）半表半里有特征

学员问，什么是半表半里证，如何处理？

老师说，病邪既不在表，又未入里，介于表里之间，而出现的既不同于表证，又不同于里证的证候，称为半表半里证。

主证：寒热往来，胸胁胀满，口苦咽干，心烦，欲呕，不思饮食，目眩。舌尖红，苔黄白相兼，脉弦。

病机：邪正相争于半表半里，互有胜负，故寒热往来。邪犯半表半里，胆经受病，故胸胁胀满，口苦。胆热而肝胃不和，故心烦，目眩，欲呕，不思饮食。

治则：和解表里。

常用方剂：小柴胡汤。

老师又说，临床还见到表里夹杂的病，我们也了解一下。

（4）表里夹杂谓同病

学员问，何谓表里同病？

老师说，表里同病是指表证和里证在同一个时期出现，常见的有三种情况：一是初病即见表证又见里证；二是发病时仅有表证，以后由于病邪入里而见里证，但表证未解，也称为表里同病；三是本病未愈，又兼标病，如原有内伤，又感外邪，或先有外感，又伤饮食等，也属表里同病。治疗原则为表里双解。

关于表证和里证我们就讨论到此，等一下我们讨论寒热证。

2. 疾病性质看寒热

学员问，什么是寒证，什么又是热证？

老师说，寒热是辨别疾病性质的两个方面，是用以概括机体阴阳盛衰的两类证候，一般地说，寒证是机体阳气不足或感受寒邪所表现的证候；热证是机体阳气偏盛或感受热邪所表现的证候，即所谓"阳盛则热，阴盛则寒""阳虚则寒，阴虚则热"；辨别寒热是治疗时使用温热药或寒凉药的依据，即所谓"寒者热之，热者寒之"。以下分别讨论。

（1）感受寒邪为寒证

学员问，什么是寒证，有哪些表现，如何处理？

老师说，所谓寒证是感受阴寒之邪（如寒邪、湿邪）或阳虚阴盛、脏腑阳气虚弱、功能活动衰减所表现的证候，可分为表寒证和里寒证，表寒证已在表证中讨论，这里只讨论里寒证。

主证：畏寒或形寒肢冷，口不渴或喜热饮，面色白，咳白色痰，腹痛喜暖，大便稀溏，小便清长。舌质淡，苔白，脉沉迟。

病机：阳虚阴盛，病人寒化，故畏寒肢冷，脾胃寒冷，故腹痛喜暖，阳气不振而脉沉迟。

治则：温中祛寒。

常用方剂：附子理中汤。

下面讨论热证。

（2）阳邪阴亏均热证

学员问，何谓热证，有哪些表现，如何处理？

老师说，热证是感受阳热之邪（如风邪、热邪、火邪等）或阳盛阴虚、脏腑阳气亢盛和阴液亏损、功能活动亢进所表现的证候，可分为表热证和热证，表热证已在表证中讨论，这里所指为里热证。

主证：发热，不恶寒，烦躁不安，口渴喜冷饮，面红目赤，咳痰黄稠，腹痛喜凉，大便燥结，小便短赤。舌质红，苔黄，脉数。

病机：阳热偏盛，故发热喜凉，热伤津液而口渴喜饮，小便短赤，大便燥结。热盛故见脉数。

治则：清热法。

常用方剂：白虎汤等。

上面我们讨论了里实热证，但热证还有虚实的不同，应进一步了解。

（3）热有虚实各不同

学员问，虚热和实热如何鉴别？

老师说，实热与虚热有所不同，由于感受热邪所形成的是实热证，与机体阴液亏损或功能亢进所致的虚热证，其临床表现及治则都不尽相同。

实热证是发病急，病程短，有高热，怕热，大汗出，或神昏谵语，甚则发狂，烦渴引饮；咳吐黄稠痰、脓痰、或咳血；大便秘结，小便短赤，面红目赤。舌红，苔黄厚，脉洪数。热邪炽盛。多由热邪引起（如感染）。治以清热泻火为主。

虚热证发病缓慢，病程长，低热，骨蒸潮热，盗汗，五心烦热，失眠多梦，口干，但饮不多，痰少、痰黏，或痰带血丝，大便量少，小便黄量少，两颧绯红。舌红，少苔或无苔，脉细数。阴液亏耗，虚损内呈，多由功能亢进所致，治以滋阴清热。

接下来，我们讨论一下真假寒热证。

（4）寒热真假要辨清

学员问，什么是"真寒假热"和"真热假寒"，有哪些表现，怎样鉴别？

老师说，在疾病发展到寒极或热极的危重阶段，可以发现一些"寒极似热"、"热极似寒"的假象，临床上把本质是热证而表现为寒象的叫"真热假寒"，本质是寒证而表现为热象的叫"真寒假热"。这种情况往往表示疾病比较严重。如果不能抓住本质，就会被假象所迷惑，而致误诊、误治。具体表现如下：

"真寒假热"：如慢性消耗性疾病患者常见身热，两颧潮红，躁扰不宁，苔黑，脉浮大等，表面上看似有热象，但病人却喜热覆被，精神萎颓淡漠，蜷缩而卧。舌质淡白，苔黑而润，脉虽浮大但无力。为阴盛于内，格阳于外，其本质仍是寒证，故称"真寒假热"治疗上要用温里回阳，引火归原。

"真热假寒"：即内有真热而外见假寒的证候，如热性病中毒较重时可见表情淡漠、困倦懒言、手足发凉、脉沉细等，粗看好似寒证，但又有口鼻气热，胸腹灼热，口渴喜冷饮，大便秘结，小便短赤。舌红绛，苔黄干，脉虽沉细但数而有力。为阳热内郁不能外达，本质是热证，故称"真热假寒"，治疗上应清泻里热，疏达阳气。

一般来说，寒、热的表象属标，是一种假象；内、里的寒、热属本，是它的本质。

辨别寒证与热证，不能孤立地根据某一症状或体征判断，应对疾病的全部表现综合观察，尤其是寒热、口渴与否、面色、四肢温凉，二便、舌象、脉象等几方面更为重要。即畏寒喜热为寒，发热，怕热喜冷为热；口淡不渴为寒；口渴喜饮为热；面色红为热；手足厥冷多为寒；四肢烦热多为热；小便清长、大便稀溏为寒；小便短赤、大便燥结为有热；舌淡苔白为寒；舌红苔黄为热等。从寒证与热证的比较可以看出：寒证属阴盛，多与阳虚并见；热证属阳盛，常有阴液亏耗的表现。

关于寒热我们就讨论到此，下面讨论虚实问题。

3. 正强邪衰辨虚实

学员问，何谓是虚实？

老师说，虚实是辨别人体的正气强弱和病邪盛衰的两纲。一般而言，虚是指正气不足所表现的证候；而实是指邪气过盛所表现的证候。如《素问·通评虚实论》中说："邪气盛则实，精气夺则虚"。若从正邪双方力量对比来看，虚证虽是正气不足，而邪气也不盛；实证虽是邪气过盛，但正气尚未衰，表现正邪相争剧烈的证候。辨别虚实，是治疗时采用扶正（补虚）或攻邪（泻实）的依据，即所谓"虚者补之，实者泻之"的治疗原则。

（1）正气不足乃虚证

学员问，何谓虚证，有哪些表现，如何处理？

老师说，虚证的形成，原因有素体虚弱（先天或后天不足），或因久病伤正，或因出血、失精、大汗，或外邪侵袭损伤正气等原因而致"精气夺则虚"。

主证：面色苍白或萎黄，精神萎靡，身疲乏力，心悸气短，形寒肢冷或五心烦热，自汗盗汗，大便溏泻，小便频数失禁。舌少苔或无苔，脉虚无力等。

临床上多由于气、血、阴、阳不足可分为气虚、血虚、阴虚、阳虚，由于脏腑的不足造成的各脏腑的虚证（如肺气虚、心血虚、肝阴虚、脾气虚、肾阳虚等）。下面说明气虚、血虚、阴虚、阳虚的证候及治则。脏腑的虚证可在脏腑辨证中讨论。

气虚和阳虚的共同证候是：面色白或萎黄，精神萎靡，身疲乏力，声低懒言，自汗，纳少。舌淡胖，脉无力。不同的是气虚气短，乏力，动则气急等症明显，且脉虚无力。治则益气，常用四君子汤等；阳虚畏寒，形寒肢冷，小便清长，下利清谷。脉迟。治则补阳，常用肾气丸、十全丸、参茸丸等治疗。

血虚和阴虚的共同症候是：消瘦，头晕，目眩，失眠，心悸，脉细。不同的是血虚面色苍白无华或萎黄，手足麻木，口唇指甲淡白。舌质淡，脉细弱无力。

治则养血，常用四物汤等治疗。阴虚低热或潮热，颧红，五心烦热，口干，咽燥，盗汗。舌红绛，质瘦或有裂纹，无苔或少苔，脉细数。治则滋阴，常用六味地黄丸等治疗。

从上面可以看出：气虚和阳虚，属阳气不足，故临床表现相似而都有面色白，神疲乏力，自汗等症状，但二者又有区别，气虚无"寒象"，阳虚有"寒象"，寒即有怕冷，形寒肢冷，脉迟等。血虚和阴虚属阴液不足，故临床表现相似，都有消瘦，头晕，心悸、失眠等症状，但二者又有区别，血虚是虚而无"热象"，阴虚是阴液亏损不能约束阳气而导致阳亢，故为虚而有"热象"，即有低热或潮热，口干，咽燥等。应与以区别。

下面讨论实证。

（2）邪气有余为实证

学员问，何谓实证，有哪些表现？

老师说，实证的形成，或是由病人体质素壮，因外邪侵袭而暴病，或是因脏腑气血功能障碍引起体内的某些病理产物，如气滞血瘀、痰饮水湿凝聚、虫积、食滞等。

临床表现，由于病邪的性质及其侵犯的脏腑不同而呈现不同证候，其特点是邪气盛，正气衰，正邪相争处于激烈阶段。常见症状为高热，面红，烦躁，谵妄，声高气粗，腹胀满疼痛而拒按，痰涎壅盛，大便秘结，小便不利，或有瘀血肿块、水肿、食滞、虫积。舌苔厚腻，脉实有力等。

治则：泻实攻邪是治疗实证的主法，所谓"实则泻之"。但泻火、通便、逐水、祛痰、理气、活血化瘀、消导和驱虫等不同的泻法用于不同病邪产生的各种实证。

学员问，虚证与实证怎样区别？

老师说，关于辨证虚证与实证的区别，可从下面几方面考虑：从发病时间上，新病、初病或病程短者多属实证，旧病、久病或病程长的多属虚证；从病因上，外感多属实证，内伤多属虚证；从体质上，年青体壮者多属实证，年老体弱者多属虚证；从临床证候上也可鉴别：

虚证：面色白或苍白，萎黄无华，神疲乏力、声低懒言，隐痛喜按。舌淡苔白或少苔，脉虚无力。治以补虚。

实证：面红，烦躁谵语，声高气粗，剧痛拒按，舌红苔黄厚腻。脉实有力。治以泻实。

虚实的问题就讨论这里。下面讨论阴证和阳证。

4. 疾病性质属阴阳

学员问，阴阳在八纲中代表什么？

老师说，阴阳是辨别疾病性质的两纲，也是八纲的总纲，即将表里、寒热、虚实再加以概括。《类经·阴阳类篇》中说："人之疾病，……必有所本，或本于阴，或本于阳，病变虽多，其本则一"，指出了证候虽然复杂多变，但总不外阴阳两大类，而诊病之要也必须首先辨明其属阴属阳，因此阴阳是八纲的总纲，一般表、实、热证属于阳证，里、虚、寒证属于阴证。阴证和阳证的临床表现、病因病机、治疗等已述于表里、寒热，虚实六纲之中。但临床上阴证多指里证的虚寒证，阳证多指里证的实热证。

（1）阴盛阳衰俱阴证

学员问，阴证有哪些表现？

老师说，阴证是体内阳气虚衰，阴偏盛的证候。一般而言阴证必见寒象，以身畏寒，不发热，肢冷，精神萎靡，脉沉无力或迟等为主证。由脏腑器官功能低下，机体反应衰减而形成，多见于年老体弱，或久病，呈现一派虚寒的表现。

（2）阳气亢盛呈阳证

学员问，哪些表现是阳证？

老师说，阳证是体内阳气亢盛，正气未衰的证候。一般而言阳证必见热象，以身发热，恶热，烦躁口渴，脉数有力等为主证。由脏腑器官功能亢进而形成，多见于体壮者，新病，初病多呈现一派实热的表现。

老师又说，临床见到危重病人出现亡阴亡阳现象，我们也得会识别，以便采取措施，积极抢救！

（3）亡阴亡阳是危证

学员问，什么是亡阴、亡阳现象，有哪些表现，如何处理？

老师说，亡阴与亡阳，是疾病过程中两种危险证候，多见于高热，大汗不止，剧烈吐泻，失血过多等，有阴液或阳气迅速亡失情况下出现，常见于休克病人。亡阴亡阳虽属虚证范围，但因病情特殊且病势危笃，而又区别于一般虚证。

亡阴与亡阳的临床表现：除原发疾病的各种危重症状外，均有不同程度的汗出，但亡阴之汗，汗出热而黏，兼见肌肤热，手足温，口渴喜饮，脉细数疾而按之无力等阴竭而阳极的证候；亡阳之汗，大汗淋漓，汗凉不黏、兼见畏寒倦卧，四肢厥冷，精神萎靡，脉微欲绝等阳脱而阴盛的证候。由于阴阳是互根的，阴液耗竭则阳气无所依附而散越，阳气衰竭则阴液无以化生而枯竭，所以亡阴与亡阳的临床表现，难于截然割裂，其间可迅速转化，相继出现，只是有先后主次的不同而已。

亡阴与亡阳的治疗：都以扶正固脱为主。亡阴者，应益气敛阴、救阴生津，大补元气以生阴液而免致亡阳，常用生脉散；亡阳者，应益气固脱、回阳救逆，常用方有独参汤、参附汤等。

老师又说，八纲辨证的基本情况我们讨论完了，但他们之间还存在着一定的关系，我们也得有所了解，否则会影响辨证。

5. 八纲证候互关联

学员问，八纲证候之间有什么关联？

老师说，表里、寒热、虚实、阴阳八纲的区分并不是单纯的、孤立的、静止不变的，而是错综复杂、互相联系、互相转化的。归纳起来，八纲之间存在着"相兼""夹杂""转化"的关系，以下分别讨论。

（1）两证同显为相兼

学员问，什么是"相兼"证？

老师说，"相兼"即指两个纲以上的症状同时出现，如外感热病初期，见有表证，还须进一步辨其兼寒或兼热，故可分为表寒证和表热证；久病多虚证，当进一步辨其属虚寒证或虚热证。相兼证的出现，不能平均看待，而是有主次和从属关系，如表寒、表热证都是以表证为主，寒或热从属于表证，治疗当以解表为主，分别用辛温解表或辛凉解表；虚寒、虚热证都是以虚证为主，寒或热也从属于虚证，治疗时当以补虚为主，分别用补阳或滋阴的方法。至于表里相兼时，以何证为主，须看具体病情而定。其次还有"夹杂"证。

（2）互相对立是夹杂

学员问，什么是"夹杂"关系？

老师说，"夹杂"即指患者同时出现性质互相对立的两纲症状，如寒热夹杂、虚实夹杂、表里夹杂（习惯上叫表里同病）证。另外，在疾病发展过程中，还会出现一些假象，如真热假寒，真寒假热等。所以，在辨证过程中，要细心观察，全面分析，去伪存真，抓住本质，以免造成误诊、误治，延误病情。再次，还有"转化"关系。

（3）证向反向为转化

学员问，什么是"转化"关系？

老师说，"转化"即指某一纲的症状向其对立的一方转化。表里之间、寒热之间、虚实之间、阴阳之间既是相互对立的，又可在一定条件下相互转化。如外感风寒见恶寒发热、头痛等表寒证，若因病情发展或治疗不当，则病邪可由表入里，病变性质可由寒转热，最后由表寒证转化为里热证；实证因误治、失治等原因，致病程迁延，虽邪气渐去，而正气亦伤，逐渐转化为虚证；虚证可由于正气不足，不能气化，以致产生痰饮或水湿、气滞或血瘀等实邪，而出现各种实证。转化是在一定条件下才能发生，辨证时必须随时审察病机的转变，及时诊断治疗，避免疾病向恶化方向发展，促进疾病向痊愈方向转化。

总之，在运用八纲辨证时，首先辨别表里，确定病变的部位；然后辨别寒热、虚实、分清病变性质，了解正邪双方力量对比状况；最后可以用阴阳加以总括。

我们通过八纲辨证的讨论可知：尽管临床病证的表现甚为复杂，但基本上都可用八纲归纳为四个方面，并可用阴阳两纲来概括它，故阴阳又为八纲的总纲。这样，就可以概括病人整体证候表现，可执简驭繁，灵活运用，以指导中医的实践。这是中医辨证的基本方法，又为辨证施治的理论基础之一，它不仅适用于内、外、妇、儿各科，也同时适用于正骨、眼、喉、针灸、按摩等科。故可以说，八纲辨证是中医辨证的总纲。望同学们在临床实践中，理论结合实际不断领悟，若能举一反三即会很快苗壮成长！今天就讨论到此。

思考题

1. 何谓八纲？
2. 表证与里证如何鉴别？
3. 寒证与热证的鉴别要点是什么？
4. 什么是"真寒假热"和"真热假寒"，如何鉴别？
5. 亡阴与亡阳证如何鉴别？

八纲辨证的源流

《内经》中并无"八纲"这一名词，但其具体内容已有散在性论述，如"阴阳""虚实"、"寒热"等，且基本确定了其相互间的辨证关系。

张仲景在《伤寒杂病论》中，已具体运用八纲对疾病进行辨证论治，如方隅在《医林绳墨》曾说："仲景治伤寒，着三百九十七法，一百一十三方，……然究其大要，无出乎表里虚实阴阳寒热，八者而已。"

到了明代，八纲辨证的概念与内容，已为许多医家所重视和接受。如陶节庵《伤寒六书·伤寒家秘》中说："审得阴阳表里寒热虚实真切，复审汗下吐温和解之法，治之庶无差误。"王执中《伤寒正脉》亦说："治病八字，虚实阴阳表里寒热，八字不分，杀人反掌。"张三锡《医学六要》也说："锡家世业医，致志三十余年，仅得古人治病大法有八，曰阴、曰阳、曰表、曰里、曰寒、曰热、曰虚、曰实。"张景岳《景岳全书·传忠录》中有"阴阳篇""六变篇"之称，即所谓"二纲六变"，并以二纲统六变，他说"阴阳既明，则表与里对，虚与实对，寒与热对，明此六变，明此阴阳，则天下之病，固不能出此八者。"可以非常明显地看出其将二纲六变作为辨证纲领的观点。因此，将表、里、寒、热、虚、实、阴、阳八者作为辨证的纲领，实际上是形成于明代。

笔记十六 四气五味祛病邪

学员主持人说，我们在老师的指导下全面细致地讨论了中医基本理论，学会了用这些理论调查疾病，但如何解决疾病，在一定程度上还是需要药物来解决，怎样使用药物，还需要我们去了解，今天我们仍在老师的指导下开始讨论中药学。老师说过"用药如用兵"，我们如何用好这个兵，还需要我们认真讨论。讨论现在开始。

学员问，什么是中药学？

老师说，简单地说，中药学是研究中药基本理论和各种中药的来源、采制、性能、功效、临床应用等知识的一门学科，是祖国医学的一个重要组成部分。

学员问，中药为什么能治病？

老师说，中药治病的基本作用不外是祛除病邪，消除病因，以恢复脏腑功能，纠正阴阳失衡的病理现象。药物之所以能够针对病情，发挥上述基本治疗作用，乃是因为药物各自具有若干特性，正是以药物的特性纠正疾病所表现的阴阳失衡的现象，就是药物治病。

人们在长期的医疗实践中把药物治病的多种多样的性质和作用加以概括，主要有性、味、归经、升降沉浮及有毒、无毒等方面内容，统称为药物的性能。医生就是掌握了中药这些性能为患者治病的。这就是中药能治病的道理。

学员问，中草药大概有多少种？

老实说，根据时代发展先后书本记载。我国第一部药学专著，东汉末年的《神农本草经》载药 365 种；后在梁朝·陶弘景《神农本草经集注》即《本经集注》中载药 730 种；在《新修本草》即《唐本草》·唐朝·苏敬等，第一部药典，载药 844 种；经史证类备急本草，在宋代·唐慎微的《证类本草》载药 1558 种；在明代李时珍的《本草纲目》中载药 1892 种；在清代赵学敏的《本草纲目拾遗》中载药 921 种；在民国的《中药大辞典》中载药 5767 种。到现在经过医药不断发展，据不完全统计中药可达数以万种。

学员问，中药的主要性能是什么？

老师说，中药的主要性能是四气五味。

有人问，那四气五味又是什么？

老师说，中医上说四气五味就是药物的性味，代表药物的药性和滋味两个方面。其中的"性"又称为"气"，是古代通用而沿袭至今的名词，所以四气也就是四性。性和味的作用，既有区别，又有联系。

先说四气，就是寒、热、温、凉四种药性。

寒凉和温热是对立的两种药性；寒和凉之间、热和温之间，是程度上的不同，也就是说药性相同，但在程度上有差别，温次于热、凉次于寒。

药性的寒、热、温、凉，是药物作用于人体发生的反应归纳出来的，例如，感受风寒，怕冷发热、流清涕、小便清长、舌苔白，这是寒的症状，这时用紫苏、生姜煎了汤饮服后，可以使病员发一些汗，就能消除上列症状，说明紫苏、生姜的药性是温热的。如果生了疔疮，局部红肿热痛，甚至小便黄，舌苔黄，或有发热，这就是热的症状，这时用金银花、菊花能治愈，这说明金银花、菊花的药性是寒凉的。

中草药的药性，是古人通过长时期的临床实践经验总结，如果我们熟悉掌握了各种药物的药性，就可以根据"治寒病以热药、疗热病以寒药"，即"热者寒之、寒者热之"的治则治疗疾病。

总得来说，寒凉药，大多具有清热、泻火、解毒等作用，常用来治疗热性病症。温热药，大多具有温中、助阳、散寒等作用，常用来治疗寒性病症。此外，还有一些药物的药性较为平和，称为"平"性。由于平性药没有寒凉药或温热药的作用来得显著，所以在实际上虽有寒、热、温、凉、平五气，而一般仍称为四气，把平包含在温凉之中略谓不谈。下面讨论五味。

学员问，什么是五味？

老师说，五味，就是辛、甘、酸、苦、咸五种味道。还有些药物具有淡味或涩味，实际上不止五种。但是，五味是最基本的五种滋味，所以仍然称为五味。不同的味有不同的作用，味相同的药物，其作用也有相近或共同之处。至于其阴阳属性，则辛、甘、淡属阳，酸、苦、咸属阴。综合历代用药经验，其作用如下：

辛：有发散、行气、行血作用。一般治疗表证的药物，如麻黄、薄荷，或治疗气血阻滞的药物，如木香、红花等，都有辛味。

甘：有补益、和中、缓急等作用。一般用于治疗虚证的滋补强壮药，如党参、熟地黄；调和拘急止痛、调和药性的药物，如饴糖、甘草等，皆有甘味。甘味药多质润而善于滋燥。

淡：有渗湿、利尿作用。多用以治疗水肿、小便不利等证，如猪苓、茯苓等利尿药。

酸：有收敛、固涩作用。一般具有酸味的药物多用于治疗虚汗、泄泻等证，如山茱萸、五味子涩精敛汗，五倍子涩肠止泻。

苦：有泄和燥的作用。泄的含义甚广，有指通泄的，如大黄，适用于热结便秘；有降泄的，如杏仁，适用于肺气上逆的喘咳；有清泄的，如栀子，适用于热盛心烦等证。至于燥，则用于湿证，湿证有寒湿和湿热的不同，温性的苦味药如苍术，适用于前者；寒性的苦味药如黄连，适用于后者。此外，前人的经验，认为苦还有坚阴的作用，如黄柏、知母用于肾阴虚亏而相火亢盛的痿证，即具有泻火存阴（坚阴）的意义。

咸：有软坚散结、泻下作用。多用以治疗瘰疬、痰核、痞块及热结便秘等证，如瓦楞子软坚散结，芒硝泻下通便等。

涩：与酸味药的作用相似。多用以治疗虚汗、泄泻、尿频、精滑、出血等证，如龙骨、牡蛎涩精，赤石脂能涩肠止泻。

由于每一种药物都具有性和味，因此，两者必须综合起来看。例如，两种药物都是寒性，但是味不相同，一是苦寒，一是辛寒，两者的作用就有差异。反过来说，假如两种药物都是甘味，但性不相同，一是甘寒，一是甘温，其作用也不一样。所以，不能把性与味孤立起来看。性与味显示了药物的部分性能，也显示出有些药物的共性。只有认识和掌握每一药物的全部性能，以及性味相同药物之间同中有异的特性，才能全面而准确地了解和使用药物。应用的注意事项也要了解。

学员问，应用中药时还应该注意些什么问题？

老师说，应用时要特别注意配伍禁忌，要明确它的含义和内容。配伍禁忌的含义：两种药物配伍使用，会产生或增强药物的毒副作用，或降低药物的疗效，因而临床应当避免配伍使用；另外配伍禁忌的主要内容：有"十八反"和"十九畏"。十八反：甘草反甘遂、大戟、海藻、芫花；乌头反贝母、瓜蒌、半夏、白蔹、白及；藜芦反人参、沙参、丹参、玄参、细辛、芍药。**十九畏：**硫黄畏朴硝，水银畏砒霜，狼毒畏密陀僧，巴豆畏牵牛，丁香畏郁金，川乌、草乌畏犀角，牙硝畏三棱，官桂畏石脂，人参畏五灵脂。下面附歌诀，便于记忆掌握。

十八反歌：本草明言十八反，半蒌贝蔹及攻乌，藻戟遂芫俱战草，诸参辛芍叛藜芦。

十九畏歌：硫黄原是火中精，朴硝一见便相争，水银莫与砒霜见，狼毒最怕密陀僧，

巴豆性烈最为上，偏与牵牛不顺情，丁香莫与郁金见，牙硝难和京三棱，

川乌草乌不顺犀，人参最怕五灵脂，官桂善能调冷气，若逢石脂便相欺。

学员问，中药品种那么多，老师根据你的经验具体怎么掌握？

老师说，是吗，中药目前有数万种，要掌握的确太难了。我们治疗常见病，根据传统的观念我们最少要掌握二三百种才行，否则对付不了常见病。根据我的体会就是："全面学习，重点掌握，特殊记忆"十二个字。下面以表解的形式推荐给大家，以便记忆，也可作资料查询。

思考题

1. 什么是中药学？
2. 什么是四气五味？
3. 应用中药应当注意些什么问题？

孙思邈

一代"药王""神医"孙思邈也是信奉道教的人。道家房中术与孙思邈一问中就介绍了孙思邈对房中术的一些见解。

传说，孙思邈自幼聪颖好学，很小就开始读书，七岁便能够每天背诵上千字的文章。幼年的孙思邈看的书主要有老子、庄子等的百家学说，还喜欢看佛典。孙思邈虽然如此聪明伶俐，然而却在幼年的时候遭遇风寒，体弱多病，经常要找当地的医生看病，几乎花光了家里的积蓄。孙思邈觉得生病这么辛苦，便在十八岁成年之时立下志向要学习医学。

二十岁的孙思邈已经能侃侃而谈道家学说，也精通佛家的经典著作，可谓神童，当时的人们称孙思邈为"圣童"。

孙思邈少年时便已看完诸多著作，非常博学多才。隋文帝听闻想要让他进朝担任国子博士，然而受道家思想影响颇深的孙思邈却觉得为官太过世故，无法自由地做自己想做的事情，无法潜心研究自己热爱的医学，于是便辞谢了朝廷的封赐。

后来，唐太宗即位，召孙思邈进宫。当时的孙思邈已经五十多岁了，唐太宗见到的孙思邈却宛若少年一般，容貌非常年轻，步态轻盈，身形一点也不老态，唐太宗觉得非常不可思议。他感叹地说："有道之人真是值得尊敬啊！修道之人当真是如神仙人物，在这世界上竟然是真实存在的！"唐太宗见孙思邈如此有道，想要授予他官位，然而，孙思邈又拒绝了。孙思邈的徒弟卢照邻曾问了一个问题："为什么只有名医才能治愈各种疑难杂症？"

孙思邈说："一个人若是对天道变化的规律了如指掌，触类旁通，那么对人体的疾病也会有掌控能力。正如道家的阴阳之道，天与人其实是相似的，人的阴阳与自然界其实并没有什么差别。一个人的身体生病了，人体的气血上冲就会发热，气血不通的话就会感冒，气血蓄结会生出肿瘤，气血奔腾会使人气喘无力，气血枯竭则会导致精神衰竭。人体的各种疾病都会表现出来，人体气血的变化会表现在人体的容貌上。"

孙思邈被称为药王，其医德也非常好。孙思邈用了百草做药，然而他却坚持不用动物入药。认为行医者是济度生命的，人们都说人贵畜贱，但对于行医者来说，人畜其实都一样，都是有生命的。

笔记十七　中　药　篇

实习讨论又开始了。老师说，今天我们共同讨论中药，大家都知道中药是中医治病的主要工具。俗话说得好"工欲善其事，必先利其器。"古人又云："医师之用药，犹大将之用兵，兵不能力，将罔克成功。药不得力，病罕有起色，医门多疾，未有药性不明而能善于奏效者也。"用药如用兵，会用则利，不会用则害！最后要落实到用药这个工具上。我们如何掌握？简单地说"中医学就是经验医学"，前人的经验值得学习。为使速效，今天不讨论基本理论，只用表格形式给大家简单介绍一些临床体会，可能有些内容不完善、不成熟，有待与大家共同探讨！

1. 解表药　凡以发散表邪、解除表证为主要作用的药物，称解表药，又谓发表药。

（1）辛温解表药

药名	功效	临床应用经验
麻黄	发汗解表，宣肺平喘，利水消肿	主用于风寒表实证，咳喘实证，风寒水肿。量小通阳消徵，量大发汗利水，冬季用量宜大，夏季用量宜小，北方宜量大，南方宜量小，小儿宜炙用。常用量：1.5～10g。
桂枝	发汗解肌，温经通脉，通阳化气	常用于外感风寒表证；寒凝血滞的痹证；脘腹冷痛，痛经，经闭等；也用于胸痹，痰饮，水肿及心动悸，脉结代者。解肌发表宜大，温通气化宜小。阴血虚无寒邪，阳气内盛者不宜应用。常用量：3～10g。
紫苏	发汗解表，行气宽中，解鱼蟹毒	解表散寒用苏叶（后下），行气宽中用苏梗；和胃止呕用紫苏（梗、叶同用），降气消痰用苏子。苏梗还有理气安胎作用；苏叶芳香辟秽，祛暑化湿，解鱼蟹毒。常用量：3～10g。
生姜（干姜、炮姜、煨姜）	解表发汗、温中止呕，温肺止咳	药食两用。用单味生姜切碎加红糖煮汤治疗风寒感冒；生姜配半夏和胃止呕，称谓"呕家圣药"；解半夏、南星毒；生姜汁可化痰止呕治风痰口禁不语，风痰阻络半身不遂配竹沥汁。生姜发散风寒、止呕；干姜温中祛寒、温肺化饮；炮姜温经止血；煨姜治胃寒腹痛，和中止呕；生姜皮行水气，消浮肿。常用量：3～10g。
香薷	发汗解表，化湿和中，利水消肿	香薷散风利湿浊而祛暑。常用量：3～10g。配扁豆健脾化湿而消暑；配荷叶升达清气而消暑；有"冬季伤寒表证用麻黄，夏季伤暑（表证）用香薷。"之说
荆芥	祛风解表，透疹止痒，止血	风热、风寒表证均可应用，善去血中之风，故风病、血病、产后病均可应用。常用量：3～10g。荆芥适用散全身风邪；荆芥穗适于散头部风邪；荆芥炭适于止血，我老师曾治产后血晕，用芥穗炭 30g，单味水煎服有殊效。用荆芥期间禁食鱼蟹、河豚、驴肉等物。

续表

药名	功效	临床应用经验
防风	祛风解表，胜湿止痛，止痉	防风、荆芥均可祛风解表，防风治全身疼痛效果比荆芥好，荆芥祛风解表发汗作用比防风强，故荆芥、防风同用；防风有明显的祛风解痉作用，治疗肝风内动、风痰上扰、破伤风等常与全蝎同用；防风能入肝经气分，用于肝郁伤脾致腹痛、腹泻的治疗，如痛泻药方；治疗肠风便血，常配地榆炭、槐角炭等运用。常用量：3～10g；另外防风有杀附子毒、增强黄芪药效的作用。
羌活	发散风寒，胜湿止痛	羌活在治疗风寒表证，对于身冷无汗、头痛有显效，尤其对夹湿邪的感冒有特效，亦是后头痛的引经药；善于祛上半身的风湿，治疗头、背部的疼痛有殊效，有"疗脊强督"的特点，故常用于治疗柱病；亦常配独活、桂枝等治疗风湿性关节炎、类风湿关节炎等有明显的疗效。常用量：3～10g。
藁本	祛风散寒，胜湿止痛	藁本治外感风寒，巅顶头痛，又能治风寒湿痹。常用量：2～10g。藁本散风寒，为治厥阴头痛的引经药。配川芎、白芷治疗偏正头痛；配续断治疗风寒侵入腰部而致腰脊冷痛；配独活、牛膝治疗湿痹。血虚头痛忌服。
白芷	祛风散寒，通窍止痛，消肿排脓，燥湿止带	五大功效：散风、除湿、通窍、排脓、止痛。常用量：3～10g。善治各种头痛，尤其前头痛或眉棱骨痛，还治牙痛、胃痛、疮疡痛；白芷与细辛均治牙痛，细辛偏于治齿髓痛或夜间痛，白芷偏于治齿龈连面颊部疼。应注意：血虚有热或阴虚火旺忌用，痈疽已溃宜少用，以免耗伤气血。
细辛	祛风解表，散寒止痛，温肺化饮，通窍	细辛有升浮之性，有窜透开滞的功效，可用于头面部诸风百疾，又可开胸中滞气，通肺窍，疏通关节，而治疗咳逆上气，寒痰喘嗽、迎风流泪，鼻塞失聪，风寒痹痛等。亦适于祛风湿而致的肌肉疼；搜风湿寒邪而致的筋骨疼痛效果良好。常用量：1～3g。独活善搜肾经气分伏风；细辛善驱肝肾血分风寒，故常联合应用。
苍耳子	祛风解表，宣通鼻窍，除湿止痛	苍耳子有散风、祛湿、通窍、散结、止痛、杀虫的功效。可治疗风寒头痛、鼻渊、齿痛、风寒湿痹、四肢挛痛、瘙痒等。外治小儿疳积，腹大黄瘦、消化不良等，于秋季采鲜苍耳子全草熬膏，摊于布上，贴于肚脐及囟门。少剂量则轻而上至巅顶，重用则通下走足膝。常用量：3～10g。
葱白	发汗解表，散寒通阳	药食两用：①用于外感风寒表证，用葱豉汤或适量连须葱白、生姜、红糖煎服；②用于阴盛格阳证有白通汤。外用可治疗鼻塞、咽痒、胃痛、脱肛、小便不通、蜂蜇伤等。
辛夷	发散风寒，宣通鼻窍	辛夷是治鼻病的要药。治疗风寒感冒鼻塞配荆芥、防风、细辛、苍耳子；治疗鼻炎配白芷、细辛、苍耳子、菊花、川芎、板蓝根。常用量：3～10g。阴虚火旺者忌用。
鹅不食草	祛风散寒，宣通鼻窍，化痰止咳	①治疗风寒头痛及鼻渊鼻塞（急性鼻炎、慢性单纯性鼻炎、肥厚性鼻炎、过敏性鼻炎）。将鹅不食草研成细粉吸入鼻孔，每日数次，1～3天即愈，无不良反应。②治疗湿疮肿毒，将鹅不食草研成粉末，成人每次用6～9g（小儿减半），以黄酒6～8两（不饮酒者用酒水各半）、红糖1～2两同煮，过滤后温服，药渣趁热敷于患部；治疗胸、背、腰部等软组织损伤（包括跌伤、打伤、挫伤、扭伤等），均有较好疗效。

（2）辛凉解表药

药名	功效	临床应用经验
薄荷	发散风热,清利咽喉,透疹解毒,疏肝解郁	薄荷为辛凉解表药,具有发散风热、疏肝解郁之功效。在临床使用时注意:欲疏达肝木宜小量仅用3g左右;欲发散风热,清利头目需大量可用15g左右。若久病、大病之后,禁用薄荷。常用量:2~10g
牛蒡子	发散风热,宣肺透疹,利咽散结,解毒消肿	牛蒡子常与山豆根、玄参、桔梗、甘草、黄芩等同用,治疗咽喉疼痛;配银花、连翘、苦参、归尾、赤芍治疗疮疡肿毒,促进痈结消散;配川断、牛膝,用于腰膝气痛。均有较好的疗效。常用量:3~10g。
蝉蜕	发散风热,透疹止痒,祛风止痉,退翳明目	蝉蜕能散风热,透疹止痒,常用小量(5~6g)治疗,以水煎服用;治破伤风止痉时需用大量(25~30g),水煎服;治疗癫痫用本品为末小量(每天3g)冲服,效果良好。注意:虚证及孕妇或无风热者不宜使用。
桑叶	发散风热,润肺止咳,平肝明目	①用于风热感冒及目赤肿痛,常配菊花;②用于肺热燥咳,轻者可配杏仁、沙参、贝母;重者可配生石膏、麦冬、阿胶;③用于风火目疾(如急性结膜炎),配黑芝麻;用于肝阴不足,肝阳上亢引起的头晕、视物昏花配天麻、钩藤。常用量:5~10g。近年来研究具有降糖和抗肿瘤作用,可代茶饮;大剂量桑叶(30g以上)配合白芍治疗紫癜效果明显,无不良反应。
菊花	发散风热,清肝明目,平抑肝阳,清热解毒	菊花是指白菊花,是眼科常用药。治疗目赤肿痛、两目昏花、见风流泪、目生云翳,常与密蒙花、青葙子、草决明、木贼、黄芩、桑叶、蝉蜕等使用;野菊花有清热解毒治疗疔疮肿毒作用。常用量:10~15g。
蔓荆子	发散风热,清利头目	蔓荆子是治头痛的要药。最大的特点是能散头部风热而治头痛,治疗少阳经头痛,常与荆芥、防风、菊花等配伍。对血虚而致头痛忌用。常用量:6~12g。
柴胡	疏散退热,疏肝解郁,升举阳气,清胆截疟	柴胡在小柴胡汤中为君药,用量大于其他药一倍有余,能透邪外出;而在逍遥散中为臣药,用量与各药相等,起疏肝解郁作用;在补中益气汤中为佐药,用量极小,取其升举清阳的功能,用3~6g。总之,柴胡6g以内解肝郁,10g左右升举阳气,20~30g可清热。有报道:大剂量(40g以上)能解砒毒。须注意:阴虚内热,阳气易生动者忌用。
升麻	发表透疹,清热解毒,升举阳气	升麻轻用(6g以下)有清热解毒之功;重用(10g以上)有升阳举陷之效;3~10g有发表透疹、升阳举陷之功,用于风热头痛、中气下陷、斑疹不出等;用到30g时,有临床报道治疗面神经麻痹有较好的疗效;重用升麻(>30g)治疗病毒性肝炎,具有抗病毒之功。常用量:3~10g。
葛根	解肌退热,透发麻疹生津止渴,升阳举陷	①葛根善于升清解肌,对于头项背肌肉收缩有缓解之功,故对于外感发热头痛,颈椎病和脑血管病都有较好的疗效;②用于麻疹透发不畅;③对于热病烦渴,内热消渴(2型糖尿病)配薏苡仁有较好疗效;④用于湿热泄痢配伍黄芩、黄连效优。常用量:10~20g。

续表

药名	功效	临床应用经验
淡豆豉	解表，除烦	淡豆豉苦辛凉；①配葱白，治疗风寒外感；②配麦冬，治疗病后阴虚外感；③配栀子，治疗心烦不得眠；④配杏仁，治疗胸滞呃逆不休者立效；⑤配薤白，温阳健脾，治疗大便下血。常用量：10～15g。
浮萍	发汗解表，透疹止痒，利水消肿	①外感风热，发热无汗证，常配伍牛蒡子、薄荷；②麻疹透发不畅，风疹瘙痒，常与蝉蜕相伍；③水肿，小便不利车前子相配均有较好的疗效。常用量：3～10g。体虚自汗者勿用。
木贼	疏散风热，明目退翳	①治目赤障翳配蝉蜕、谷精草；②治肠风下血配枳壳（制）、槐角（炒）；③治胎动不安与川芎等分，为末，每服9g，每天1次，连用3天即可；④与香附配伍治疗扁平疣：香附、木贼各30g，水煎泡洗患处。常用量：3～10g。

2. 清热药　凡以清解里热为主要作用，用治里热证的药物，称为清热药。
（1）清热泻火药

药名	功效	临床应用经验
石膏	清热泻火，除烦止渴，收敛生肌	石膏生用清肺胃火热之药，能清火、止渴、除烦、退热；煅石膏清热作用大减，有收敛作用，常用敛疮、祛湿、止痒，常外用。内科常用有五方面：①阳明经证：加知母等；②流行性热性发热，加生地黄、水牛角、黄连、栀子等；③温病高热发斑，用生石膏配玄参、知母等；④胃火牙痛加升麻、黄连；⑤肺热咳喘加麻黄、杏仁等。运用技巧：治重病不可用量太小（最大剂量一日可用至500g），阳明热必用石膏。宜打碎先煎，非实热症者忌用。常用量：15～60g，先煎。
知母	清热泻火，滋阴润燥	①治疗气分实热证与石膏相配并无伤阴之忧；②治疗肺热咳嗽，阴虚燥咳常配伍生地黄、白芍、炙鳖甲、玄参；③治疗阴虚消渴，特别是糖尿病（2型），需大剂量（15～30g）常知母，配丹参、佩兰、白僵蚕，控制血糖甚佳；④治疗骨蒸潮热常配地骨皮、黄柏、秦艽、生地。临床常用盐知母下行入肾，黄酒炒知母上行入肺。常用量：6～12g。
寒水石	清热泻火	①治疗时疫，烦满消渴配石膏、滑石等；②治疗伤寒发狂配黄连（去须）各等分，为细末，每服6g，宜凉甘草汤调服甚佳；③治疗肝风瘫痫、抽风用风引汤；④治疗小儿丹毒，皮肤热赤，以寒水石适量为末，猪胆汁调和涂之；⑤治疗烫火伤灼用寒水石烧研细调敷之。常用量内服：6～15g；入丸、散、外用研末掺调。
芦根	清热生津，除烦止渴，利尿	①治疗热病烦渴配麦冬、花粉；②治疗肺热呕吐或妊娠呕吐配陈皮、竹茹、生姜等；③治疗肺热咳嗽配黄芩、浙贝母、瓜蒌；④治疗热淋涩痛配白茅根、车前子等。常用量：15～30g（鲜品60～120g）。脾胃虚寒者忌服。

续表

药名	功效	临床应用经验
天花粉	清热生津，消肿排脓	天花粉甘寒有清热、生津、解毒、排脓之功。临床治疗：①热病口渴，内热消渴配麦冬、石斛、玉竹、生地黄、玄参；②肺热咳嗽或燥咳配黄芩、贝母等；③治疗消渴与生地黄、山萸肉、山药、麦冬、五味子、牡丹皮、知母、生石膏同用有一定疗效；④治疗痈肿疮疡配连翘、金银花、赤芍、归尾、炙山甲、皂角刺甚效。常用量：10～15g（治消渴>30g）忌与附子、乌头同用。
淡竹叶	清热除烦，利尿	①治疗热病烦渴失眠配伍淡豆豉、栀子；②治疗口舌生疮，配黄连；③治疗尿赤淋浊配车前子、灯芯草。效果都比较好。常用量：6～10g。
栀子	泻火除烦，清热利湿，凉血解毒	栀子苦寒，能清三焦火毒：①配黄连能治疗由于火热致头痛、目赤、牙痛、咽痛、口舌生疮、火毒疖肿、发热烦躁、大便干结、小便黄赤等；②配地榆能治疗血热妄行出血；③治疗配茵陈治湿热黄疸；④治疗湿热下注热淋配木通、车前子、萹蓄、甘草；⑤栀子有利胆作用，治疗胆囊炎、胰腺炎、带状疱疹等具有一定作用；⑥配黄连、二花治疗热毒疮疡、痈疖具有可靠的疗效。常用量：6～10g。
夏枯草	清肝明目，消肿散结	夏枯草能平肝阳，散郁结：①治疗肝阳头痛常配菊花、白蒺藜、生赭石、生牡蛎、白芍等；②治疗瘰疬痰核常配生牡蛎、玄参、海藻、贝母；③治疗腮腺炎常配板蓝根、马勃、牛蒡子；④治疗青光眼，高血压等出现目珠夜痛，常配决明子、生石决明、白蒺藜、石斛、生地黄、玄参等；常用量10～15g，而治疗甲状腺瘤时须≥30g可靠。
决明子	清肝明目，润肠通便	决明子对肝胆郁热所致的疾病有一定的疗效。3～6g 治疗急性结膜炎、睑腺炎（麦粒肿）角膜云翳、虹膜炎等；9～12g治疗老年性哮喘、胃炎、胃溃疡、急性肾炎、急性泌尿道感染等；20～30g治疗急性胆道感染、胆囊炎、慢性胰腺炎、高血压、便秘等症。
谷精草	疏散风热，明目退翳	谷精草治疗风热目赤翳障配防风等份，为末，1 日 2 次，每服6g，米泔汁冲服效佳；肝风头痛齿痛配龙胆草、柴胡亦效。常用量：9～12g。
密蒙花	清肝养肝，明目退翳	密蒙花是清肝经虚热而明目的要药。用于治疗青盲、目昏、多泪、多眵等，常与白蒺藜、菊花、决明子、石决明、羌活、谷精草同用；去翳与木贼、桑叶、夏枯草、菊花、夜明砂、蝉衣等同用有较好的疗效。常用量：3～10g。
青葙子	清肝明目，退翳	治疗肝经毒热而致目赤肿痛，目生障翳，羞明流泪等症，常配菊花、夏枯草、黄芩、木贼草、桑叶、蔓荆子、龙胆草、黄连使用。青葙子有扩瞳作用，瞳孔散大的眼病、青光眼禁用。常用量≤15g有效。

（2）清热燥湿药

药名	功效	临床应用经验
黄芩	清热燥湿，泻火解毒，止血，安胎	黄芩是常用的清热燥湿和清热解毒的良药。善泻中焦实火，燥肠胃湿热，兼凉血安胎。临床应用：酒黄芩偏泻肺火；黄芩炭用于热性出血；枯芩偏泻肺胃之火；子芩偏泻肠胃之火，并清热安胎。常用量：3～9g。

续表

药名	功效	临床应用经验
黄连	清热燥湿, 泻火解毒	黄连是常用的清热、燥湿、解毒药: ①常用于治疗肝胃气痛的慢性胃炎, 用2∶1的比例配吴茱萸效果良好; ②用大剂量治疗糖尿病, 降糖迅速; ③用泻南补北法配生地黄有效治疗失眠; ④治疗结肠炎配干姜甚效; ⑤与龙胆草配伍用1~2g能健胃, 增进食欲; 3~6g可燥湿泻火解毒, 大量则会刺激胃壁引起恶心、呕吐、口干等副作用; ⑥中医外科常用黄连治疗疮疡、中耳炎等均有较好的疗效。常用量: 内服2~6g。外用适量。
黄柏	清热燥湿, 泻火解毒	黄柏能坚肾益阴, 清泻相火。故常用于治疗湿热带下, 遗精盗汗, 热淋(慢性肾盂肾炎、泌尿系感染), 足膝肿痛, 泻痢, 黄疸, 疮疡肿毒, 湿疹等疾病。常用量: 3~12g; 外用适量。
龙胆草	清热燥湿, 泻肝火	龙胆草是清泻肝胆火热, 除下焦湿热的要药。可治疗肝火头痛、肝热目赤、高热抽搐。也可治疗阴肿阴痒, 带下, 湿疹, 黄疸等。小剂量(1~3g)有健胃效果, 大剂则清肝胆湿热效著。近年来配黄柏、土茯苓、败酱草治疗慢性前列腺炎有较好的疗效; 常用量: 3~6g。
苦参	清热燥湿, 杀虫, 利尿	苦参可用于治疗湿热泻痢、水肿、小便涩痛、黄疸、带下、皮肤瘙痒、疥癣、麻风等病证。临床观察: 苦参用5~10g有利尿消肿, 平喘止咳作用, 用于治疗肾炎水肿、肝硬化腹水、心脏性水肿等有效; 用10~15g有杀菌作用, 治疗细菌性痢疾、钩端螺旋体病及各种皮肤病有效; 用30~60g, 可外用治疗重度感染; 配益母草、土茯苓、白鲜皮、地肤子治疗急性荨麻疹有效。
白鲜皮	清热燥湿, 解毒, 祛风	白鲜皮, 治疗湿热瘀滞致皮肤痒疮, 湿疹, 阴囊湿疹, 疥癣, 风疮等。常配伍苦参、荆芥、防风、连翘、赤芍、红花、蝉衣、蛇蜕等治疗顽固性荨麻疹较好; 治疗妇女阴部湿痒, 赤白带下, 男性阴囊湿痒配茯苓、泽泻、苍术、黄柏、苦参、牛膝等均有较好的疗效。常用量: 3~10g。

(3)清热解毒药

药名	功效	临床应用经验
金银花	清热解毒, 疏散风热	金银花是清热解毒的常用良药: ①解表清热, 治疗上焦风热, 常配连翘、牛蒡子等; ②清热解毒, 治疗痈肿疮疡, 配伍连翘、赤芍、归尾、乳没等; ③清热止痢, 配伍黄连、黄芩等。常用量: 6~15g。忍冬藤功效与金银花相似, 其力稍缓, 另有通经活络利湿的作用。
连翘	清热解毒, 消痈散结, 疏散风热	①清心火治疗高热神昏, 配黄连、犀角; ②解疮毒, 散热结, 配赤芍、红花、地丁、蒲公英等, 谓"疮家之圣药"; ③散温邪, 常用于银翘散、桑菊饮, 或单用连翘30g煎汤服, 能发微汗, 治疗风热感冒有良效。常用量: 6~15g。

续表

药名	功效	临床应用经验
大青叶	清热解毒，凉血消斑	①治疗疮痈丹毒、口疮、咽痛、腮腺炎，配黄芩、板蓝根、玄参；②治疗外感风热，温病初起配玄参、生地黄、生石膏、知母、黄芩；③治疗热入营血，高热斑疹配连翘、荆芥、薄荷、牡丹皮、水牛角等。常用量：9～15g。
蒲公英	清热解毒，利湿	治疗乳痈配瓜蒌、白芷、连翘、炙山甲、赤芍、红花、皂刺、夏枯草甚效；配败酱草治疗肠痈；配鱼腥草治疗肺痈；用鲜蒲公英捣烂外敷治疗乳痈、疔疮、痈肿；治疗黄疸配茵陈、栀子。临床观察大剂量（100g以上）可以抑制白细胞增长，控制白血病；亦有抗肿瘤作用。常用量：10～20g。
紫花地丁	清热解毒，消痈散结	紫花地丁是清热解毒，凉血消肿的良药。常用于治疗疮痈疔肿，乳痈肠痈，毒蛇咬伤。临床常配伍金银花、野菊花、天葵子、蒲公英等应用有良好的效果。常用量：15～30g。
野菊花	清热解毒	①预防和治疗感冒和流行性感冒；②治疗各种感染性炎症，如结膜炎、咽喉炎、扁桃体炎、支气管炎、肺炎、肠炎、菌痢、乳腺炎、尿路感染等；③治疗疮疖、脓肿等感染；④治疗高血压。临床在清热解毒方面，野菊花较黄菊花的药力为强。常用量：6～12g。不宜大剂量使用，大剂量伤阴。使用方法：水煎服和外敷。
鱼腥草	清热解毒、消痈排脓、利尿通淋	主治扁桃体炎、肺脓肿、尿路感染、肺热喘咳、疟疾、水肿、痈肿疮毒、热淋、湿疹、脱肛、盆腔炎等有良好的效果。常用量：6～12g。
金荞麦	清热解毒，消痈利咽，祛风湿	①配麻黄、杏仁治疗肺热之咳喘；②配大青叶、牛蒡子治疗外感风热或上焦之热所致炎症咽喉肿痛等症；③配薏苡仁治疗风湿痹痛；④大剂量有抗肿瘤作用，常用于治疗肺癌。常用量：6～12g。
红藤	清热解毒，活血止痛	常用于治疗肠痈、疔痈、跌打损伤、行经腹痛、风湿痹痛。常与白头翁、败酱草、蒲公英、黄柏等同用，有明显疗效。常用量：9～15g。
败酱草	清热解毒，消痈排脓，祛瘀止痛	临床上常与红藤、薏苡仁、桃仁、牡丹皮、大黄等配伍，治疗肠痈（急性阑尾炎）；与鱼腥草、桔梗、薏苡仁、冬瓜子、芦根等配伍，治疗肺痈（肺脓肿）；与银花、连翘等配伍，治疗疮痈肿毒，同时外敷效佳；配红花、山楂等，治疗产后瘀血腹痛等症；配蒲公英、金银花，治疗急性结膜炎、结膜充血肿痛；配茵陈、栀子等治急性黄疸性肝炎。均效果良好。常用量：10～30g。
土茯苓	解毒利咽，通利关节	土茯苓能治梅毒、热淋、带下、湿疹等。现代医学认为对慢性肾盂肾炎、蛋白尿是湿热温毒侵及于肾，选大剂量土茯苓（30g以上）效果良好；慢性前列腺炎配败酱草治疗有效；痛风配草薢、泽泻等能排尿酸以治疼痛。
胖大海	清热利咽，润肺开音，清热通便	常用于治疗咽喉肿痛、咳嗽失音、燥热便秘。5枚以内开肺利咽，10～15枚有通便之功。

（4）清热凉血药

药名	功效	临床应用经验
生地黄	清热凉血，养阴生津	常治疗用于血热出血、热毒湿疹、热病口渴、肠燥便秘。临床观察发现大剂量（60g以上）对改变阴虚体质有良好的疗效。治疗消渴有明显的降糖作用；特别是肿瘤患者，可以缓解放化疗的副作用。常用量：10～30g。
玄参	清热凉血，滋阴解毒	常用于阴虚咽喉肿痛、瘰疬痰核、脱疽、劳嗽咳血、阴虚发热、消渴便秘。15g以内滋阴降火，能治疗咽喉肿痛、牙痛、咳嗽等；15～30g有祛虚热，除烦躁之功能治疗烦躁不安；30g以上有软坚散结的作用，用于治疗瘰疬、脉管炎等。同时玄参用于虚热、实热皆可，且无副作用。
赤芍	清热凉血，祛瘀止痛	赤芍用于治疗凡血热所致的斑疹、吐衄、闭经、癥瘕积聚、跌打损伤、疮痈肿痛、目赤肿痛等效果良好，且需大剂量（≥30g）。临床观察具有利胆作用。
紫草	凉血活血，解表透疹	临床观察紫草凉血活血作用较好，故治疗对热毒引起的紫癜、麻疹不透、痈疽疮疡、湿疹瘙痒、水火烫伤等均有较好的疗效。常用量：内服3～9g；外用适量。
水牛角	清热凉血，解毒消斑	临床治疗血热吐衄、急性紫癜、疮痈、急性喉痹，效果十分明显。观察大剂量（30g以上）有抑制乙肝病毒的作用。常用量15～30g。

（5）清虚热药

药名	功效	临床应用经验
青蒿	清虚热，凉血，解暑，截疟	临床用于阴虚发热效果良好。常治疗暑热外感、疟疾、黄疸等。常与鳖甲、生地黄、知母、牡丹皮联合应用。常用量：6～12g，入煎剂宜后下。青蒿素对治疗疟疾有特效。
地骨皮	清虚热，清热凉血，清肺降火	①治疗阴虚发热常与青蒿、鳖甲、白薇等药配用；②治疗血热出血可与白茅根、侧柏叶等配用；③治疗肺热咳嗽常与桑白皮等同用。对结核杆菌有一定的抑制作用。常用量：9～15g。
银柴胡	清虚热，除疳热	为清虚热之要药，治疗阴虚发热常与青蒿、地骨皮等药同用；治疗疳积发热常与鳖甲同用；虚劳日久酌加秦艽、地骨皮、青蒿、知母等。均有较好疗效。常用量：3～10g。
胡黄连	清虚热，除疳热，清湿热	临床常治疗阴虚发热所致的疳积口疮、湿热泻痢、痔疮肿痛效果良好。常和大黄同用。常用量：内服1.5～5g；外用适量。

3. 泻下攻下药　凡能引起腹泻，或滑润大肠，促进排便的药物，称为泻下药。

药名	功效	临床应用经验
大黄	泻下攻积，清热泻火，止血，解毒，活血祛瘀，清泻湿热	大黄是攻下的首选药，临床应用比较广泛。主要治疗腹满、便秘、血热出血、热毒疮疡、丹毒、烧烫伤、黄疸淋证等。内服小剂量（3g以下）有健胃助消化作用；中等剂量（6～12g）有缓泻、逐瘀作用；大剂量（15～30g）其通泻攻逐之力颇强。外用可化瘀散结等。

续表

药名	功效	临床应用经验
芒硝	泻下，软坚，清热	芒硝常用于大便燥结（大承气汤等），还对口疮（芒硝细末掺于舌上，每日2~3次）、咽痛（10%的芒硝水含服）、目赤（煅芒硝点眼）、疮痈（用开水化芒硝外洗）、外敷回乳，取芒硝200g，用纱布包裹，分置于两乳，胸带固定，经24小时（热天12小时）取下，若1次未效，继用1~2次，一般2~3天可退乳，具有一定疗效。

4. 祛风湿药　凡以祛除风湿、解除痹痛为主要作用的药物，称祛风湿药。

药名	功效	临床应用经验
独活	祛风湿，止痹痛，解表	独活是治疗风寒湿痹痛的常用药。特别是风湿性关节炎常与羌活并用，二药合用祛风湿作用显著，可直通上下，横行肢臂，腰膝，宣通全身脉络，祛邪扶正使疼痛缓解。痹痛上肢明显重用羌活，下肢明显重用独活，并常与当归为伍，以防温燥太过。常用量：6~12g。
防己	祛风湿，止痛，利水消肿	①配地黄、桂枝治疗瘛病；②配茯苓、桂枝治疗四肢水肿；③配黄芪、白术治疗汗出恶风；④配石膏、桂枝、人参治疗肺心病；⑤配椒目、葶苈子、大黄治疗不全性肠梗阻，均有较好的疗效。常用量：内服6~10g；临床体会小量使用尿量增加，大量尿量反而减少。
木瓜	舒筋活络，除湿和胃	木瓜对治疗风湿痹痛（配穿山龙可改变晨僵）、筋脉拘挛（对帕金森病有一定疗效）、脚气肿痛（有除湿通络消肿效果）、吐泻（有除湿和胃之效）等具有明显疗效。然木瓜疗效虽好，需中病即止，久服对骨质发展不益。常用量：5~10g。
乌梢蛇	祛风通络，定惊止痉	乌蛇之所以能治疗风湿痹痛、麻风、疥癣、皮肤瘙痒、小儿急慢惊风、破伤风等病症，是因为有祛风通络之效。在临床上常见的顽固性荨麻疹，用一般药物难以奏效，用其配蝉蜕、白僵蚕、全蝎等血肉有情之品搜风逐邪，效果良好。常用量：9~12g。
稀莶草	祛风除湿，通经活络，清热解毒	豨莶草用常规量（6~10g），对慢性风湿及类风湿关节炎和痛风尤其在急性发作期有较好疗效；用10~15g治疗肝阳上亢型高血压患者，有较好的疗效。

5. 化湿药　凡气味芳香，性偏温燥，具有化湿运脾作用的药物，称为化湿药。

药名	功效	临床应用经验
苍术	燥湿健脾，祛风湿，发表	苍术是燥湿健脾的良药，临床凡积滞湿邪为病均可运用，且无不良反应。临床观察对治疗糖尿病（2型）（常配黄芪）、风湿和类风湿关节炎（配牛膝）、痛风（配何首乌）等均有较好的疗效，这方面各地报道很多。常用量：3~10g。
厚朴	燥湿，行气，消积，平喘	厚朴是燥湿行气的良药，用之不当则破气。古名医叶天士曾云："多用则破气，少用则通阳"！何为多少？我在临床体会：在治疗湿阻中焦、肠胃积滞的疾病时，用6~10g可化痰行气，用15g以上则滞气。

6. 利水渗湿药　凡能通利水道、渗泄水湿，以治疗水湿内停病症为主要作用的药物，称为利水渗湿药。

（1）利水消肿药

药名	功效	临床应用经验
茯苓	利水渗湿，健脾安神	茯苓是渗湿利水的良药。然在临床中发现量小（20g 以下）只能渗湿，量大（30g 以上）才有利尿作用。
泽泻	利水渗湿，泻热	泽泻常规量（6～10g）能治疗水肿、痰饮、泄泻、黄疸型肝炎、带下、淋浊等；15～20g，可治疗乳汁不通、急慢性湿疹；25～30g，治疗美尼尔综合征、高血压、低血糖所致的眩晕等症。
薏苡仁	利水渗湿，健脾止泻，清热排脓，除痹	薏苡仁为药食两用中药，其常规量为30g 以内，临床上治疗风湿、腰腿痛等病证时，发现用量达到45～90g 才有明显效果。
牵牛子	泻下，逐水，去积，杀虫	牵牛子少用（10g 以内）可泻下通便，祛除肠中积滞；多用（10g 以上）则峻下逐水，攻逐腹中积水。常用量：内服煎汤，3～10g；丸、散，每次 0.3～1g，每日 2～3 次。炒用药性较缓。孕妇及胃弱气虚者忌服。

（2）利尿通淋药

药名	功效	临床应用经验
车前子	利尿通淋，渗湿止泻，清肝明目，清肺化痰。	车前子是利尿通淋的良药，常治疗水液代谢失常诸证。临床发现治疗慢性腹泻配乌梅效果良好；大剂量（15g 以上）治疗高血压效果明显。常用量：煎汤内服，5～15g，包煎；或入丸、散，外用适量，水煎洗或研末调敷。
滑石	利尿通淋，清热解暑，祛湿敛疮。	滑石有通淋解暑之效。除常规治疗以外，临床发现配桑螵蛸，金樱子治疗遗精早泄效果良好。常用量：10～20g。外用适量。
萆薢	利湿浊，祛风湿。	①治疗膏淋、白浊、白带等症，常与乌药、益智仁、石菖蒲等同用；②治疗风湿痹痛、腰膝酸痛等症，可与附子、牛膝等相配用；③大剂量（30g 以上）配土茯苓可消除慢性肾炎蛋白尿有较好的疗效。常用量：10～15g。

（3）利湿退黄药

药名	功效	临床应用经验
茵陈	清利湿热，利胆退黄	茵陈是清湿热，退黄疸的圣药。对治疗黄疸尿少、湿疮瘙痒、传染性黄疸型肝炎效果良好。治疗黄疸可单用一味，大剂量煎汤内服，亦可配大黄、栀子等同用；若小便不利者，又可与泽泻、猪苓配伍；本品退黄疸之效甚佳，故除用于湿热黄疸之外，对于因受寒湿或素体阳虚发生的阴黄病症，也可应用，须搭配附子、干姜等药同用，以奏其效。常用量：煎汤内服 9～15g；外用适量，煎水洗。

续表

药名	功效	临床应用经验
金钱草	除湿退黄，利尿通淋，解毒消肿	金钱草有良好的利湿退黄及排石通淋作用。治肝胆结石及黄疸，可单用煎汤代茶饮，或配伍茵陈、郁金、大黄等以增强清利肝胆及排石作用；治疗泌尿系结石亦可单用取效或与海金沙、鸡内金、石韦等配伍运用；石淋兼有肾虚见症者，可配桑寄生、胡桃仁等配伍应用；治疗疮毒痈肿、乳痈、毒蛇咬伤及跌打损伤，常用鲜品内服或外敷；亦可与野菊花、蒲公英、万年青等同用。常用量：煎汤内服15～60g，鲜品加倍；或捣汁饮。外用适量，鲜品捣敷。
虎杖	利胆退黄，清热解毒，活血祛瘀，祛痰止咳	虎杖祛湿热毒邪有较好的效果。治疗五淋（或尿道综合征）单用泡茶或配土茯苓、车前子；治疗手足痿软麻木，配川牛膝、防风、桂枝、木瓜；治疗胆结石或慢性肝炎配金钱草等煎服；治疗痈肿疼痛配土大黄为末，调浓茶外敷。均有较好的疗效。常用量：9～15g。外用适量，制成煎液或油膏涂敷。

7. 温里药　凡能温里祛寒，治疗里寒证为主要作用的药物，称为温里药，又称祛寒药。

药名	功效	临床应用经验
附子	回阳救逆，补火助阳，散寒止痛	附子是回阳散寒的圣药，从医圣经验得知，小剂量（1枚，炮附子的重量约12g）具有扶阳之功；重量用（2～3枚）具有祛风湿、止痛的效果。临床应用治疗心力衰竭时剂量宜小（6～10g），治亡阳证四肢厥逆，脉微时剂量宜大（20～30g）；治疗下肢静脉曲张，不论是寒湿还是阳虚引起，附子皆适用，效果明显；治疗风湿性关节炎，附子能壮元阳，对痹症属寒者，效果很好。治疗慢性盆腔炎配桂枝、苍术、茯苓，临床所见效果良好。但附子有一定的毒性，临床运用应当注意炮制、配伍、剂量、煎煮等事宜，必须小心谨慎以防祸端。
肉桂	补火助阳，散寒止痛，温经通脉	肉桂适用于阴虚火旺诸证，其可引火归元。如反复发作的口疮、在用常药的基础上加3～5g肉桂效果非常明显；慢性肾盂肾炎加肉桂，温阳化湿，功力专著；对阴虚火旺的糖尿病（2型）加小剂量肉桂可以引火归原，并可促进降糖之效；对于卵巢囊肿的患者，多肾阳不足，故常用肉桂补命门之相火，则药到病除。常用量：1～5g。
小茴香	散寒止痛，理气和中	小茴香，治疗少腹冷痛疾病效果良好；①治疗小腹气痛闷，配枳壳；②治疗胃痛，配良姜、乌药根各6g，炒香附9g，水煎服；③治疗胁下疼痛配枳壳；④治疗痛经用川芎、当归、香附各10g，淡吴茱萸3g；⑤治疗不孕症常与肉桂、艾叶、紫石英联用。均取得良好效果。常用量：煎汤内服3～6g；外用适量，研末调敷；或炒热温熨。

8. 理气药　凡以疏理气机、消除气滞或气逆证为主要作用的药物，称理气药，又谓行气药。

药名	功效	临床应用经验
枳壳	理气宽中，行滞消胀	枳壳一般用量为3～12g，有行气宽中、除胀之功效。用于脾胃功能失调所致气滞诸证。15～30g可用于子宫脱垂，或久泻脱肛等脏器下垂证。
枳实	破气消积，化痰除痞	枳实治疗胃痛或胁痛属气滞者，单独用一味就可以获效，对于慢性反复发作的需要加四君子以标本兼顾；治疗慢性胆囊炎，枳实的利胆作用十分显著，体虚者需加黄芪以防利胆耗气；治疗慢性腹泻配葛根，调补兼顾，使脾气生发而泄止。常用量为3～10g，用而治脏器下垂时可用至60g以上。
香附	疏肝理气，调经止痛	香附常用于治疗肝郁气滞诸痛证，治疗肝胃痛配柴胡、青皮；治疗胃寒痛配高良姜；治疗月经不调诸证乃用醋香附获良效；安胎配紫苏。常用量：煎汤内服6～10g；外用适量，研末撒、调敷或作饼热熨。
乌药	行气止痛，温肾散寒	针对下焦气滞，冷痛，常用乌药行气散寒止痛，剂量要大于30g以上方效；大剂量乌药可以扩张尿管，有利于泌尿系结石排出；治疗卵巢囊肿乌药善行气散寒，疗效显著。

9. 消食药 凡以消积导滞、促进消化，治疗饮食积滞证为主要作用的药物，称为消食药，又谓消导药。

药名	功效	临床应用经验
山楂	消食化积，行气散瘀	用6g祛瘀力强，可治疗慢性胰腺炎、子宫肌瘤；用9～12g温通力强，用于治疗慢性肝炎；用15～30g治疗慢性胆囊炎、萎缩性胃炎，效果良好。
麦芽	消食和中，回乳消胀	治疗回乳用生麦芽、炒麦芽混用可回乳，量为各60g；治疗乳腺增生配柴胡，生麦芽一般用100g，量小无效。治疗慢性胆囊炎需加焦四仙，重用麦芽效果良好。常用量：9～15g。
莱菔子	降气化痰	莱菔子常用于消食除胀，临床观察大剂量（30g以上）有降压作用。常用量：5～12g。
鸡内金	消食健胃，固精止遗	治疗体虚遗精、遗尿等，用鸡内金粉冲服，每次3g，每天2次，尤其对肺结核之遗精有较好疗效；治疗消化不良所致的纳呆反胃，用健脾丸加鸡内金6～12g效果明显；用大剂量（15～20g）可用于治疗泌尿系结石及胆石症，效果明显。

10. 驱虫药 凡以驱除或杀灭人体寄生虫为主要作用，用以治疗虫证的药物，称为驱虫药。

药名	功效	临床应用经验
槟榔	驱虫消积，行气利水	临床观察槟榔常用以消积、行气、利水，常用剂量为6～15g；而用以杀姜片虫、绦虫时，即须用到60～120g才能取效。

11. 止血药 凡以制止体内外出血为主要作用，常用以治疗出血证的药物，称为止血药。

（1）凉血止血药

药名	功效	临床应用经验
小蓟	凉血止血，散瘀解毒，消肿	小蓟一般治疗各种出血，常配伍侧柏叶、仙鹤草；有热者加焦栀子、白茅根等，效果良好。大剂量应用有降血压作用。常用量：煎汤内服 5～10g；鲜品可用 30～60g，或捣汁。外用适量，捣烂贴敷。
地榆	凉血止血，解毒敛疮	地榆能治疗各种血热出血证，对于治疗原发性血小板减少性紫癜配太子参、怀牛膝，水煎服，连服 1～2 个有较好的效果；治疗溃疡性结肠炎与白头翁、双花、大黄等配伍有较好的疗效。常用量：煎汤内服 6～15g；鲜品 30～120g；外用适量，煎水或捣汁外涂；也可研末掺或捣烂外敷。

（2）化瘀止血药

药名	功效	临床应用经验
三七	化瘀止血，消肿定痛	三七是治血证的奇药，因它既能止血又能活血，既能治病也可防病，故临床用途比较广泛。临床观察重用三七粉每次 1～3g，每日 2 次，效果优于蒲黄和五灵脂；若配合鸡内金治症瘕积聚等慢性病具有良好的效果。常用量：煎汤内服 5～9g；研末 1.5～3g。外用磨汁涂、研末撒或调敷。
蒲黄	化瘀，止血，利尿	蒲黄是治血证的良药，在妇女病中应用较多。临床观察治疗慢性胰腺炎配五灵脂、焦山楂有较好的疗效。常用量：5～9g，包煎。外用适量，敷患处。

（3）收敛止血药

药名	功效	临床应用经验
仙鹤草	收敛止血，补虚，止痢，杀虫	临床观察仙鹤草既能止血又能益气，余用大剂量（100g 以上）仙鹤草治疗血小板减少性紫癜取得很好疗效；治疗崩漏配五味子也有较好的疗效。
血余炭	收敛止血，化瘀，利尿	血余炭治疗溃疡性结肠炎配赤石脂有较好的疗效；治疗崩漏配桑叶、仙鹤草、三七等止血活血凉血又补虚之品合用，效果尚好。常用量：4.5～9g。

（4）温经止血药

药名	功效	临床应用经验
艾叶	温经止血，散寒止痛，调经安胎，祛湿止痒	小剂量（3～5g）可温脾开胃；常用量（6～9g）能温经止血、止痛；大剂量（15g 以上）可引起胃肠道炎症，严重时造成肝细胞损害。应用时注意中病即止。外用适量，供灸治或熏洗用。

12. 活血化瘀药 凡能通畅血行、消散瘀血，治疗瘀血证为主要作用的药物，称为活血化瘀药，又称活血祛瘀药。

药名	功效	临床应用经验
川芎	活血行气，祛风止痛	历代医家认为川芎是治疗头痛的要药。临床观察外感头痛，用量宜轻，用 1～3g；肝阳头痛，用量宜重，用 9～12g；血瘀头痛，宜大剂量，可用至 30～40g，方有佳效。
延胡索	活血，行气，止痛	延胡索是治疗血瘀气滞诸痛的要药。然小量（6～9g）止痛；大量（15～30g）则安神。
郁金	活血止痛，行气解郁，凉血清心，利胆退黄	郁金有活血止痛的功效，在发挥作用时还有三大特征：小量（3～10g）疏肝解郁的作用强，可用于慢性肝炎和肝硬化所致的肝区痛、泌尿系疾病引起的肾区痛、妇科血瘀的痛经等。中量（10～15g）行气利胆的作用强，可用于治疗胆囊炎，升高血清蛋白，促进胆汁分泌和排泄，增进食欲。大量（30～60g）有较好的化瘀散结排石作用，可用于治疗胆、肾结石。
姜黄	破血行气，通络止痛	姜黄有外散风寒，内行气血，祛风疗痹，善行上焦的作用。故余常用此药配羌活、桂枝等，治疗颈椎病、肩周炎等效果良好。常用量：煎汤内服 3～10g；外用适量，研末调敷。
乳香没药	活血止痛，消肿生肌	乳香善于伸筋，没药善于化瘀，二药合用是治疗血瘀诸痛的良药。临床常配伍当归、香附、五灵脂治疗痛经；配伍川楝子、延胡索治疗胃痛；配伍羌活、秦艽治疗痹症；配伍三七治疗溃疡性结肠炎等，均有良好的效果。常用量：煎汤内服 3～9g；外用适量研末调敷。
丹参	活血调经，凉血消痈，清心安神	丹参小剂量（6～10g）可以祛瘀生新，治疗心梗、脑梗、冠心病；大剂量（15～30g）能清心安神，治疗心烦失眠。
红花	活血通经，祛瘀止痛	红花，小剂量（1～2g）可以养血补血，用于气血素虚的调养；中剂量（3～6g）多能活血化瘀，用于治疗血瘀所致的头痛、腹痛、痹痛等；大剂量（9～12g）则能破瘀生新，用于治疗胸痹等。
益母草	活血祛瘀，利水消肿，清热解毒	益母草用 10～15g 活血祛瘀可治疗月经不调；用 20～30g 可以清热解毒，治疗下焦湿热疾病；用 70～90g 利水消肿，治疗急性肾炎。
土鳖虫	破血逐瘀，续筋接骨	土鳖虫能破血逐瘀，祛瘀生新。是续筋接骨的良药，并善治血瘀诸疾。如治疗瘀血腰痛，常配续断、杜仲、川牛膝等；治疗胆、肾结石配三棱、莪术、王不留行、穿山甲等；治疗慢性盆腔炎配乳香、没药等。均有较好的疗效。常用量：内服 3～6g。
三棱	破血行气，消积止痛	用于治疗血瘀气滞的脘腹胀痛，经闭腹痛常用 4～10g；治疗癥瘕积聚，恶性肿瘤需大量（30～40g）使用方效。注意要与补气药同用，以防伤正。
水蛭	破血、逐瘀、消癥	水蛭是治疗血瘀的圣药。经典是治疗癥瘕积聚、经闭和跌打损伤，近代研究能对抗血小板凝集有较好的疗效，故扩大了临床使用范围。常治疗脑出血后遗症、肺心病、冠心病，用水蛭末，每次 1g 吞服，1 日 2 次，均有较好的疗效。常用量：1.5～3g。
穿山甲	活血消癥，通经，下乳，消肿排脓	临床观察穿山甲有化瘀生新和抗肿瘤的作用。治疗乳腺增生配当归、王不留行、路路通；治疗输卵管阻塞及内膜异位症常配三棱、莪术、通草；治疗萎缩性胃炎肠上皮化生者，配伍五灵脂、蒲黄、白花蛇舌草、乌梅等均有较好的疗效。常用量：5～9g，抗肿瘤宜 10～20g，量小效微。

13. 化痰止咳平喘药 凡能化痰或祛痰治疗痰证为主要作用的药物，称化痰药；以制止或减轻咳嗽喘息为主要作用，用治咳喘证的药物，称止咳平喘药。

（1）温化寒痰药

药名	功效	临床应用经验
半夏	燥湿化痰，降逆止呕，消痞散结，外用消肿止痛	临床用姜半夏小剂量（6g以下）降逆和胃；中剂量（15g以上）化痰开结；大剂量（30g以上）可镇静止痛。若用大剂量应从小量开始，逐渐至大量。
白芥子	温肺化痰，利气散结，通络止痛	白芥子擅长消痰散结。临床治疗风湿性关节炎常与白僵蚕、半夏配伍；治疗慢性肠炎常与焦山楂、焦白术、厚朴等配伍；治疗输卵管阻塞或盆腔炎时常以桃红四物配伍白僵蚕、石菖蒲。均有较好的疗效。常用量：煎汤内服3～10g；外用适量，研末调敷。
旋覆花	降气化痰，降逆止呕	旋覆花常治疗痰饮壅肺或痰饮蓄结等。用大剂量（30g以上）治疗支气管哮喘有较好的疗效。因其可软坚消痰，温通壅滞，虚实寒热皆可应用，但对顽固疾病，剂量需加大才会有效。常用量：6～10g。

（2）清化热痰

药名	功效	临床应用经验
桔梗	开宣肺气，祛痰排脓，利咽	治疗咽喉肿痛常与牛蒡子相伍，重在清热利咽；治疗失音与升麻相伍，重在提升宗气；治疗咳喘与枳壳相伍，重在升降肺气；治疗前列腺增生，常与杏仁、石菖蒲相伍，重在宣肺而利水；治疗卵巢囊肿（水性）常配苍术，重在健脾利湿而化水。常用量：3～9g。
浙贝母	清热散结，化痰止咳	浙贝母能化热痰，散燥结，关键是以量定效。临床用9～15g，有化热痰之功，适用于外感及内热咳嗽；20～30g有散热结之功，适用于治疗肺痈、乳痈、瘰疬、痈疡肿毒。
瓜蒌	清热化痰，利气宽胸，散结消痈，润燥滑肠	临床治疗支气管哮喘，常与黄芩、鱼腥草等同用，重在清肺而宽胸；治疗慢阻肺，常与川贝母、沙参、麦冬同用，重在清肺化痰；治疗习惯性便秘，常与杏仁相伍，重在宣肺润肠。常用量：9～12g。
海藻	消痰软坚，利水消肿	临床发现海藻是消痰软坚的良药，余常用其治疗冠状动脉粥样硬化、脂肪肝、前列腺增生、下肢静脉曲张、卵巢囊肿（水性）等疾病，多与白芥子、半夏等相配伍，效果良好。常用量：6～12g。

（3）止咳平喘药

药名	功效	临床应用经验
苦杏仁	止咳平喘，润肠通便	杏仁能宣降肺气，是肺科良药，根据"肺与大肠相表里"及"肺主通调水道"的理论，临床余治疗小便不利常与桔梗相伍宣肺以利水；治疗便秘常与瓜蒌相伍以提壶揭盖大便自利。常用量：6～10g。

续表

药名	功效	临床应用经验
桑白皮	泻肺平喘，利水消肿	桑白皮用 6~9g 有退热作用；用 10~12g 有祛痰镇咳功效；15g 以上有利尿及轻泻作用。
葶苈子	泻肺平喘，利水消肿	葶苈子是化痰利水的良药。目前呼吸科的慢性阻塞性肺疾病较多，此病虚实夹杂，实中痰多，治疗应调肺脾肾三脏，余喜用葶苈子以泻肺气而行痰液，病症乃立减。用量要在 15g 以上方效。且无不良反应，若无此药，效果较缓慢。
白果	敛肺平喘，收涩止带，固精缩尿	治疗哮喘常用定喘汤，但白果用量应在 20g 以上，动物实验证实，常规剂量小效，但注意邪实体壮者方可。常用量：5~10g。

14. 安神药　凡以安定神志为主要作用，用治神志失常病症的药物，称为安神药。

（1）重镇安神药

药名	功效	临床应用经验
龙骨	镇惊安神，平肝潜阳，收敛固涩	龙骨常用 6~10g 有止血、潜阳、摄汗的作用；用 10~15g，有定喘作用；用 20g 以上有安神作用。临床上龙骨、牡蛎是一对友好的合作伙伴，常同时应用，但功能稍有不同，龙骨善入肝以安神，牡蛎能入肺以定魄，魂魄者，心神之左辅右弼也。此二药善潜阳，能使阳入阴，对阴阳失衡效果较为快捷，常对失眠、烦躁有较好的疗效。
琥珀	镇惊安神，活血散瘀，利尿通淋	琥珀有利尿通淋和活血化瘀的双重功效，余临床治疗尿血，特别是尿路结石，效果非常明显，常配伍丹参、白茅根使用，否则疗效缓慢。常用量：1.5~3g。

（2）养心安神药

药名	功效	临床应用经验
酸枣仁	养心益肝，安神，敛汗	酸枣仁因生熟不同，临床应用有别。生用善于宁心补肝；熟用长于养心安神。故用生枣仁治疗惊悸怔忡，常与人参等同用；炒枣仁治疗虚烦不眠，常与知母、龙骨、牡蛎等并用。临床观察小量（20g 以下）补体虚；量大（30g 以上）能够助眠。
合欢花（皮）	安神解郁，活血消肿	合欢花可以解郁安神，治疗虚烦不眠最为适宜。配酸枣仁有很好的助眠作用，即使辨证不准，用二药也会获得很好的效果。二药量小效果不明显，常用各取 20~30g，加入方药中，无效者很少。另有合欢皮功效与花相似，用量小（15g 以下）可以安神，用量大（20g 以上）可以化痰。

15. 平肝息风药　凡以平肝潜阳、息风止痉为主要作用，主治肝阳上亢或肝风内动病证的药物，称为平肝息风药。

（1）平抑肝阳药

药名	功效	临床应用经验
石决明	平肝潜阳，清肝明目	石决明是平肝潜阳的良药。配伍生地黄、白芍治疗头痛、眩晕等症；配伍熟地黄、山茱萸清肝明目，用于治疗视物昏花等症；配伍夏枯草、菊花平肝潜阳、清肝明目，用于治疗头目眩晕及目赤肿痛等症。治疗剂量要在20g以上效果尚好。
代赭石	平肝潜阳，重镇降逆，凉血止血	代赭石临床用9～18g有镇胃降气之功，适用于胃气虚弱的呕吐、呕逆、胃脘实满等；用25～30g有平肝息风之效，适用于肝阳上亢所致的头晕、咳喘等。只要辨证准确，则药到见效。

（2）息风止痉药

药名	功效	临床应用经验
地龙	清热息风，通络，平喘，利尿	地龙有活血通络，熄风止痉，平喘利尿的功效。常用于治疗高热惊痫、癫狂配土鳖虫、水蛭等；治疗痹证配土鳖虫、益母草等；治疗肺热哮喘常配白僵蚕；治疗慢性阻塞性肺病常配穿山甲、橘络等；治疗荨麻疹配赤芍、当归等。按照这个原则施治，临床都有较好的疗效。常用量：5～10g。脾胃虚寒者或过敏体质慎服，孕妇禁服。
全蝎	息风止痉，攻毒散结，通络止痛	全蝎是息风止痉的良药。除常规用法外，临床发现全蝎与白僵蚕、蝉蜕、防风等配伍，治疗支气管哮喘和百日咳能明显减轻症状；全蝎与白僵蚕，土鳖虫配伍类风湿关节炎，能明显改变晨僵和减轻疼痛。常用量：3～6g。血虚生风者忌服。
蜈蚣	息风止痉，攻毒散结，通络止痛	蜈蚣搜风止痉力专，能治疗血管神经性头痛；配全蝎治疗癫痫和帕金森氏病；蜈蚣又有攻毒散结之功，配琥珀治疗前列腺肥大和慢性前列腺炎；蜈蚣还有通络止痛之效，外用治疗口腔溃疡、臁疮和压疮。余常用之，无不效者。常用量：3～5g。有过敏者及孕妇忌用。
僵蚕	息风止痉，祛风止痛，化痰散结	白僵蚕有化顽痰，散结节，通经络之功效。常与浙贝，海藻合用，治疗乳腺结节有明显消散作用；配白术、茯苓等补脾之品，治疗痰湿头痛有明显缓解作用；与白矾、石菖蒲同用，善化痰开窍治愈癫痫；与地龙相配能化痰瘀，通脉络，治疗颈椎病和下肢静脉曲张有显效；与白芥子相伍，祛风湿，通经络，治疗痛风；与三七配伍活血不留瘀，治疗子宫肌瘤；配西洋参大补脾气，有明显的降糖作用等。这些都是我常用的治疗方案。常用量：煎汤服5～9g；外用：研末撒或调敷。

16. 开窍药 凡具辛香走窜之性，以开窍醒神为主要作用，用于治疗闭证神昏病证的药物，称为开窍药。

药名	功效	临床应用经验
石菖蒲	化湿开胃，开窍豁痰，醒神益智	石菖蒲用3g能芳香开窍，可治疗冠心病；用6～10g能豁痰益智，治疗老年性慢性支气管炎、梅核气及神昏癫痫；用30g有化痰祛瘀之功，可治疗中风后遗症偏瘫、噤口下痢等疾病。有阴虚阳亢，汗多、精滑者慎服。

17. 补虚药 凡能补充人体气血阴阳之不足，改善脏腑功能、增强体质，以提高抗病能力，治疗虚证为主的药物，称为补虚药，亦称补养药或补益药。

（1）补气药

药名	功效	临床应用经验
人参	大补元气，补脾益肺，生津止渴，安神益智	人参大补元气，是治疗一些急慢性疾病引起虚脱的要药。常用量为 5～10g；对于阳虚欲脱甚者，可用至 15～30g，可起到急症立效见绝招之功。
黄芪	补气升阳，益卫固表，利水消肿，托疮生肌	黄芪传统认为是补气的圣药，常用量为 9～15g。在王清任的补阳还五汤中重用至 120g 效佳。现代临床研究发现黄芪对血压和利尿有双向调节作用。其利尿作用在 20g 以内明显；30g 以上就趋向抑制。其对血压影响：15g 以内可升高血压，30g 以上反而降压。40g 以上调节血压的动态平衡；然国医大师邓铁涛用 250 克黄芪治疗重症肌无力传为佳话。均值得我们效仿。应用时注意有气虚者用炙黄芪，无气虚者，则生用黄芪。用量大于 30g 者，佐以加陈皮少许以防壅滞。
白术	补气健脾，燥湿利水，固表止汗，安胎	白术常用量（6～10g）能健脾止泻，大剂量（30～60g），则能益气通便或泻。
山药	益气养阴，补脾肺肾，固精止遗	山药可以补益后天之本兼顾肺肾。临床见病凡有脾虚者皆可用之。如治疗胃下垂常配黄芪、肉桂以补气升阳，虚陷自除；治疗慢阻肺常大剂量（100g）应用山药，配白术以培土生金；治疗慢性肾炎山药配紫河车培土以制水。
甘草	益气补中，清热解毒，祛痰止咳，缓急止痛，调和药性	甘草用 1～3g 有调和药性的作用，是方中的向导；用 5～10g 可以温肾养心，可以治疗心动悸，脉结代，倦怠乏力；用 30g 以上有类似激素样作用，可以治疗瘟疫紫癜和脏躁等。

（2）补阳药

药名	功效	临床应用经验
淫羊藿	温肾壮阳，强筋骨，祛风湿	淫羊藿是治疗肾阳虚的常用药。治疗阳痿剂量要在 20～50g 左右方效；配焦山楂治疗脂肪肝；配何首乌治疗前列腺增生。因其症均伴有肾阳不足，故能取效。
补骨脂	补肾助阳，固精缩尿，暖脾止泻，纳气平喘	超常量（20g 以上）补骨脂配五味子、白术能温补脾肾，治疗慢性腹泻效果良好；配小茴香治疗肾虚腰痛及夜尿频数有明显的效果。常用量：6～15g。
肉苁蓉	补肾阳，益精血，润肠通便	肉苁蓉是一味助阳而不燥，滑而不寒，既补阳又益阴的良药。临床应用 6～10g，有补肾助阳、益精血之功，适用于阳痿不孕、腰膝冷痛、筋骨无力等；用到 20g 以上，另有润肠通便之功，适用于肾虚秘结之证。
紫河车	温肾补精，益气养血	紫河车为治疗原发性不孕和不育症的首选药，它擅长补益气血阴阳，对先天不足发育迟缓的尤为适宜。我用单味为细末装胶囊，黄酒做引，每晚用吞服 9g，因体质差异有别，分别服用 1～3 个月，均有明显效果。
菟丝子	补肾固精，养肝明目，止泻，安胎	菟丝子善补肾中阴阳，偏于补阳。配枸杞、巴戟天等，治疗不孕不育症；配巴戟天治疗腰痛，均有良好的效果。常用量：6～15g。

续表

药名	功效	临床应用经验
杜仲	补肝肾，强筋骨，安胎	大剂量(起步 30g)生杜仲治疗腰痛有奇效，不效则渐加至 90g。
阳起石	温肾壮阳	大剂量(15～30g)阳起石配枸杞子，治疗阳痿、不孕症效果良好。治疗者 2 年无异常不适。

（3）补血药

药名	功效	临床应用经验
当归	补血，活血，调经，止痛，润肠	当归有补血活血的功效，适用于血虚血瘀诸证。在复方中，小剂量（3～9g）能补血，大剂量（15g 以上）则活血。重用则致动血，动血者适得其反。
熟地黄	补血滋阴，益精填髓	凡肝肾精血亏虚的皆可用熟地黄。用熟地黄 120g 治疗大便滑泻而泄泻止；配淫羊藿、五味子治疗肺系疾病肾不纳气而效果持久。故大剂量熟地黄可以弥补下焦虚损。
白芍	养血调经，平肝止痛，敛阴止汗	白芍用 6～30g 有养血敛阴、柔肝止痛、平抑肝阳之效；用 30～50g 有利尿作用，常用于热病后期，阴液耗损，小便不利等症。用量在 30g 以上，并对大量吐血的患者，确有较好的止血作用。
制何首乌	补益精血，固肾乌须	经观察，在补血药中，制首乌的效果不次于当归，应在治疗血虚时，必用不过。在治疗高血压性心脏病、冠心病、心绞痛中辨证加入 9～15g 以补心血不足；治疗脂肪肝配柴胡以疏肝；治疗慢性荨麻疹与黄芪、仙鹤草配伍用以益气填精；治疗失眠辨证与五味子相伍以补精安神。

（4）补阴药

药名	功效	临床应用经验
北沙参	养阴清肺，益胃生津	沙参是养阴清肺的良药，小剂量（15g 以下）则可滋阴通便，30g 以上补气。
黄精	滋肾润肺，补脾益气	使用黄精小剂量（10～20g）可补五脏虚损，大剂量（30～40g）有镇静安神作用。
枸杞子	补肝肾，明目，润肺	枸杞有补肾填精的功能，有起痿之效，临床治疗阳痿可用 30～50g 效果明显；治疗下肢静脉曲张，配伍活血药而柔肝通脉效果明显。
龟板	滋阴潜阳，益肾健骨，固经止血，养血补心	用龟板治疗中晚期类风湿关节炎及强直性脊柱炎，配鹿角胶，大补精血，健骨养筋，对骨端关节骨质空虚及滑膜增厚有良好效果。常用量：10～30g，先煎。
鳖甲	滋阴潜阳，软坚散结	鳖甲有滋阴软坚的功效。经观察，用一味研细末吞服 2 个月，通过检查，完全治愈乳腺增生；与海藻、荔枝核配用治疗慢性前列腺炎有很好的疗效。西医的观点认为：对久病患者腺体纤维化者有活化的疗效。常用量：10～30g，宜先煎。

18. 收涩药　凡以收敛固涩为主要作用的药物，称为收涩药，又称固涩药。

（1）敛肺涩肠药

药名	功效	临床应用经验
五味子	敛肺滋肾，生津敛汗，涩精止泻，宁心安神	临床用五味子1.5～3g，有敛肺镇咳之功，可治疗慢性气管炎、肺气肿等疾病；用6～9g有滋补益肾之功，可治疗肾虚型咳嗽、遗精、滑精及久泻久痢等病证；12g以上有降低血清谷丙转氨酶作用，可用于治疗慢性肝炎恢复期的患者。
乌梅	敛肺止咳，涩肠止泻，生津止渴，安蛔止痛	乌梅用3～6g有敛阴作用，可治疗慢性荨麻疹、胃酸缺乏症；用6～15g有生津止渴作用，可以降低血糖；20～30g有除烦清热之功效，可治疗神经衰弱、功能性子宫出血。

（2）固精缩尿止带药

药名	功效	临床应用经验
山茱萸	补益肝肾，收敛固涩	山茱萸常用量为5～10g，急救固脱时用至25～30g。需辨证论治，与参附搭配。
桑螵蛸	固精缩尿，补肾助阳	桑螵蛸有温补肾阳，化气固摄的功效。配龙骨治遗精；多与淫羊藿、菟丝子、五味子等配伍；治疗尿急、尿频、遗尿等病症，特别是中老年患者效果良好。常用量：3～10g，桑螵蛸畏旋复花。

笔记十八　君臣佐使战病魔

学员主持人说，我们将要调兵上战了，在未出兵之前先得做好战前动员，这个动员工作做好了就能打胜仗，否则，就不一定能打胜仗，甚至会造成误伤，后果惨重。所以我们需要认真探讨，如何做好战前动员工作？现在热烈欢迎指导老师带领我们开好这个动员会！

老师说，主持人说得好，看病如打仗，用什么战术制服病魔。有几种情况，兵用对了能战胜疾病；兵力不足则火力不强，会杯水车薪劳而无功；兵用错了则两败俱伤，后果惨重。那么需要我们怎样攻克疾病，很值得研究。

这里主要要搞懂两个问题，一是中药的组合。二是治病的大法。下面我们开始讨论。

先讨论中药的组合问题。老师说，所谓中药组合，简单地说就是中药的配伍。

有人问，什么是配伍？

老师说，配伍是指在中医药理论指导下，按照病情、治法和药性特点，将两味以上药物配合在一起使用。常见形式是同类相须、异类相使、相反相成、制毒纠偏、引经报使等。配伍目的是增效与减毒。主要的是我们要知道它的配伍结构，也就是配伍的原则问题。

学员问，什么是中药的配伍结构？

老师说，简单地说，就是君臣佐使。这是方剂学的术语，也是方剂配伍组成的基本原则。在《素问·至真要大论》中就指出："主病之谓君，佐君之谓臣，应臣之谓使。""君一臣二，制之小也。君二臣三佐五，制之中也。君一臣三佐九，制之大也。"组成方剂的药物可按其在方剂中所起的作用分为君药、臣药、佐药、使药，简称为君、臣、佐、使。具体意义以麻黄汤为例说明如下：

君药：即针对主病或主证起主要治疗作用的药物。如方中的麻黄，归肺、膀胱经，善发汗解表，宣肺平喘，为君药。

臣药：有两种意义。①辅助君药加强治疗主病或主证作用的药物；②针对重要的兼病或兼证起主要治疗作用的药物。如方中的桂枝，能助麻黄发汗，使发汗之力倍增；又畅行营阴，使疼痛得解，为臣药。

佐药：有三种意义。①佐助药，即配合君、臣药以加强治疗作用，或直接治疗次要兼证的药物；②佐制药，即用以消除或减弱君、臣药的毒性，或能制约君、臣药峻烈之性的药物；③反佐药，即病重邪甚，可能拒药时，配用与君药性味相反而又能在治疗中起相成作用的药物，以防止药病格拒。如方中的杏仁，降利肺气，与麻黄相伍，一宣一降，以恢复肺气之宣降，加强宣肺平喘之功，为佐药。

使药：有两种意义。①引经药，即能引领方中诸药至特定病所的药物；②调和药，即具有调和方中诸药作用的药物。如麻黄汤中的炙甘草既能调和麻、杏之宣降，又能缓和麻、桂相合之峻烈，使汗出不致过猛而耗伤正气，是使药兼佐药之用。四药配伍，表寒得散，营卫得通，肺气得宣，则诸症可愈。单说甘草在许多方中也常为使药应用。

总之，中医讲究的是总体把握配伍用药，能从源头祛病，目的是治其本。故在配伍用药方面一定要讲究君、臣、佐、使，是非常智慧的。这样做不仅使药性发挥到极致，治病针对性强，疗效也显著，其优越性还避免了有些药的毒副作用，因此说中药的君臣佐使配伍结构是古人经验的结晶，也是中医学的所独有的特性，需要我们很好地研究和继承！

老师又说，由于时间关系我们对方剂学不作专题讨论，我们在治疗大法中作综合分析。

学员问，中医的治疗大法是什么？

老师说，中医的治疗大法就是所说的治疗八法。具体就是汗法、吐法、下法、和法、温法、清法、补法、消法八个方面。也是临床常用的治疗大法。下面我们分别讨论。

1. 外感证开腠理调营卫发汗即愈

学员问，什么是汗法？

老师说，汗法，就是外感病通过开泄腠理，调畅营卫，宣发肺气，以促进发汗，使邪气随汗而解的一种治疗方法，适应于表证。感冒，麻疹初起，疮疡初起有寒热表证者。分类有辛温，辛凉，表虚等。用药应注意，适度发汗（通身微汗出）而止；其次，药常不宜久煎。下面通过病案来讨论。

（1）开腠理无汗表实

学员问，老师感冒也有虚实，什么是表实证，用什么方？

老师说，病人自觉有发热，怕冷，无汗的是表实证，用麻黄汤。我用病例作一说明。

杨某，男，30岁，建筑工人。2004年11月10日。

主诉：头痛，发热两天就诊。两天前在工地干活，天气突然刮风变冷，未及时穿衣，下工后感到头痛，怕冷，在卫生所吃了1片去痛片，头痛稍缓解。次日天下雨，未出工休息，仍感周身怕冷不适，又吃1片去痛片。到第3天早上来我门诊。查：体温38℃，仍头痛，鼻塞，无汗，全身酸痛，苔薄白，脉浮紧。

辨为，风寒束表，卫阳被遏。治以，辛温发汗。方用麻黄汤。药有麻黄10g，桂枝10g，杏仁15g，炙甘草6g。一剂。水煎服，加水1000ml，煎取500ml，分2次温服。服1剂即汗出症大减，服2剂即热退，诸症消失。未再用药而痊愈。

方歌：麻黄汤中用桂枝，杏仁甘草四般施；

恶寒发热头身痛，无汗而喘服之宜。

（2）调营卫有汗乃虚

学员问，那什么是表虚证，用什么方治疗？

老师说，外感有发热，怕风，有汗，脉浮缓者是表虚。方用桂枝汤。具体举例说明。

李某，男，45岁，教师，2008年3月10日就诊。

自诉：入春以来，经常感冒，自觉周身不适，酸疼胀痛，关节痛，渐渐恶寒，但不发热，经常鼻塞流清涕。查：舌苔白润，脉浮缓而弱。辨为，风寒表虚，营卫不和。治宜，解肌发表，调和营卫。方用桂枝汤。药有：**桂枝10g，白芍10g，炙甘草5g，生姜9g，大枣5枚**。嘱服2剂，每日1剂，水煎2次分服。服药后，患者有身如日浴之感，诸症消失。遂以原方加生黄芪15g，再服2剂告愈。

按：桂枝汤治表虚感冒是首选方，本患者素体表虚，阳气不固易感，用桂枝汤能益气固表与调和营卫共行，以求治本，继用黄芪加强护卫固表，巩固疗效。

方歌：桂枝汤治太阳风，芍药甘草姜枣同，

解肌发表调营卫，表虚有汗此为攻。

（3）轻微感冒有妙方

学员问，老师我看到你经常用小方治感冒效果非常好，请你详细介绍一下好吗？

老师说，没问题。这个小方就是《肘后方》中的"葱豉汤"，常用它治疗外感风寒，伤风鼻塞、流清涕，不时打喷嚏，咽痒咳嗽、吐白痰等症。经济实惠、老少皆宜、烹制方便、疗效确切。如2001年初冬，随老师巡回医疗到农村，天气突变，有个村子相继感冒人数较多，病人以来就是怕冷、鼻塞、流清涕，不时打喷嚏，有的伴咳嗽。老师就介绍这个方子，效果很好。介绍每人每次用淡豆豉6g，葱白3枚，用水300ml，煮取100ml，顿服取汗。一般一次即愈。若不愈照方继服则愈。

学员问，葱豉汤的主要功能是什么？

老师说，本方主要功用是通阳发汗。有益气健脾，疏散表邪的功效。方以淡豆豉、葱白制作而成。方中淡豆豉辛甘苦而性寒，入肺经，能升能散，为宣郁之上剂，尤长于宣散解表，凡外受寒、热、暑、湿交感，食饮不运者皆可应用。葱白辛温，善于散发风寒之邪气。葱豉两味相结合，可使发汗解表之力增强。全方辛散而不燥烈，无过汗伤津之祸，确属扶正不滞邪的食疗良方。

以上诸方风热感冒忌用。下面讨论风热感冒的治疗。

（4）风热感冒宜辛凉

学员问，风热感冒有哪些表现，要用什么方药？

老师说，风热感冒是风热之邪犯表、肺气失和所致。症状表现为发热重，微恶风，头胀痛，有汗，咽喉红肿疼痛，咳嗽，痰黏或黄，鼻塞黄涕，口渴喜饮。

舌尖边红、苔薄白微黄。风热感冒多见于夏秋季，外感风热所致。中医学认为，风热感冒是感受风热之邪所致的表证。常用治法是辛凉解表，常用方有银翘散、桑菊饮等。中成药制剂可用：抗病毒口服液、板蓝根颗粒、银翘解毒片、牛黄解毒片等。

治疗原则，具体以银翘散为例看一个病例。

2002年10月15日，门诊遇到一霍某，男，9岁，经常患感冒发热39℃以上，伴扁桃体肿大，口服药物不能奏效，每次在卫生所滴注青霉素、地塞米松等药物，可好转。几乎每月发热1次，3岁前曾患上感发热，抽搐多次。查患儿消瘦，面黄，舌淡红苔黄腻，脉弱。根据上证辨为外感风热或温燥之邪所致，治宜清热解毒，疏风清热。方以银翘散加减治疗。药用：**黄芪、白术、金银花各12g，连翘、桔梗各10g，薄荷、防风、竹叶各6g，甘草3g，羚羊角粉0.5g（冲服）**。嘱其每剂煎2遍，分2次服用，早、晚各1次。1剂服后体温正常，去掉羚羊角粉后再服2剂，诸症消失。又令服玉屏风散5剂，每日1剂，以增强其抵抗力，停药后观察，半年后随访未再发高热。

按：患儿素体较弱，风邪由口皮而入，侵袭肌表，郁于腠理，卫表失和，正邪交争，卫气失于宣发，致发热恶寒等表证。小儿初次感冒较深，火动肝风，故表现为抽搐。给予银翘散以辛凉解表；黄芪以扶正祛邪，羚羊角以镇惊祛风，从本治祛邪彻底而病愈。

银翘散：金银花9g，连翘9g，桔梗6g，薄荷6g，竹叶4g，生甘草5g，荆芥穗5g，淡豆豉5g，牛蒡子9g，芦根12g组成。功效是辛凉透表，清热解毒。主要治疗：发热，微恶寒，咽痛，口渴，脉浮数等证。

方歌：　银翘散用薄荷蒡，竹叶生甘苦桔良，

　　　　　芥豉同加成一剂，太阳温病首辛凉。

汗法就讨论到这里，下面讨论吐法。

2. 高而越之施吐法

学员问，什么是吐法，吐法适于哪些病证？

老师说，所谓吐法，是中医治疗八法之二，《内经》云，"高而越之"。是通过涌吐从口中吐出异物的一类治疗方法，适用于停留在咽喉、胸膈、胃脘的痰涎、宿食或毒物等证候。治疗要分虚实，实证用瓜蒂散；虚证用参芦饮。使用时应注意：吐法易伤胃气，故年老体弱、心脏病、高血压、出血症、孕产妇等均应慎用。

中医这种古老的治疗方法，病人会有一定的痛苦，也存在着一定的风险。随着社会进步，医疗科技的发展，近年来很少应用。今天只作简单的了解。下面重点讨论下法。

3. 去苑陈莝以通为用

学员问，什么是下法，下法适用于哪些方面？

老师说，在《黄帝内经·素问·汤液醪醴论篇》中把中医治疗八法的通下法

叫作"去苑陈莝"。就是通过泻下荡涤攻逐等作用，使停留于胃肠的宿食、燥屎、冷积、瘀血、结痰等从下窍而出，以祛邪除病的一类治法。

适应证：邪在胃肠而致的大便不通、燥屎内结，或热结旁流，以及停痰留饮、瘀血积水等形证俱实者。

分类有：寒下、温下、润下等具体方法。以下分别讨论，现在改变一下方式，让同学先说。**哪位同学举例说一下什么是寒下剂？**

学员刘大夫说，适用于里热与积滞互结的实证的方剂称谓寒下剂。方如，大承气汤等。我用一个病例说明一下具体运用。

5日前，我和老师在门诊，遇到一患者，男，50岁。曾患原发性高血压10余年，平日头痛、头晕、耳鸣。3天前酗酒饱食，头痛剧烈难忍，搏动欲裂，目眩难睁，视物不清，站立不稳，肢体震颤，耳鸣如潮，伴口苦口干，上腹胀痛，大便不通，血压230/130 mmHg（1 mm Hg=0.133kPa），当地医院诊为高血压危象。经利尿降压等治疗效果不明显，故特来我院就治。

查体：精神不振，痛苦面容，面色潮红，呼吸气粗，上下肢不自主震颤，心界向左下扩大，心尖区闻及Ⅲ级吹风样收缩期杂音。上腹压痛，腹部膨隆，舌质红，苔黄厚，脉沉弦数，血压210/130 mmHg。视网膜出血、渗出、视盘水肿。

辨证属里热炽盛，肝火上扰。治拟釜底抽薪，通腑泻热，导火下行。

处方：生大黄12g（后下），枳实10g，厚朴10g，芒硝10g（冲）。

服药1剂后，大便数次，排出羊粪样便，腹痛顿失，头痛大减，诸证减轻，血压190/110 mmHg。继服药1剂，头痛除，精神好转，血压160/95 mmHg，除微感眩晕耳鸣外，余证悉除。

下面请老师做分析总结！

老师说，小刘大夫说得不错。我简单说一下，大承气汤是峻下热结之剂，辨证要点抓住痞、满、燥、实四大症，加上舌红苔黄，脉沉实即可。可用于阳明腑实证；热结旁流证；里热实证之热厥、痉病或发狂等证候。

方歌：大承气汤用硝黄，配伍枳朴泻力强；

    痞满燥实四症见，峻下热结第一方。

下面请小李大夫说一说温下剂。

小李大夫说，温下剂，适用于因寒成结的里实证，证见大便秘结，脘腹胀满，腹痛喜温，手足发凉，甚或厥逆，脉沉紧等证。此类方剂很多，我选大黄附子汤作以说明。在一月前余返乡之际，请我治疗郭学友父亲的腹痛一事，记忆犹新。郭叔，年56岁，腹满隐痛3年。自觉心下痞硬，腹中雷鸣，食不香，看舌苔白腻，脉沉弦。初以为是寒湿中阻，于是开半夏泻心汤1剂，饮之，未奏效。一日后，忽然出现恶寒战栗，腹痛倍增，于是请老师诊过，更作大黄附子汤饮之，药用：大黄9g，制附子9g，细辛3g。1剂，水煎立服，腹痛顿止。续服5日，诸证息除，未再发作。

下面请老师分析总结！

老师说，小李大夫说得不错，把温下剂介绍清楚了。关键是大黄附子汤与半夏泻心汤的区别还有些不太清楚。大黄附子汤是泻下剂，主要是腹痛便秘，手足厥冷，苔白腻，脉弦紧，无呕痢。半夏泻心汤是和解剂，主要是调和肠胃，凡有心下痞满，呕吐或泻利，苔腻微黄，无腹痛便秘，手足厥冷可用之。稍加注意还是好区别的。为了加强记忆，下面把两方的歌诀推荐给大家。

大黄附子汤歌诀：大黄附子细辛汤，寒积腹痛便秘方；

冷积内结成实证，功专温下妙非常。

半夏泻心汤歌诀：半夏泻心黄连芩，干姜草枣人参行；

辛开苦降消痞满，治在调阳与和阴。

老师又说，下面请小张大夫介绍润下剂。

小张大夫说，润下剂是泻下剂的一种，它适用于肠燥便秘之证，能润燥滑肠，促使大便排出功能。若肠燥便秘因热邪伤津，或素体火盛，肠胃干燥所致者，常用润下剂治疗。以麻子仁丸为例介绍它的用法。

我和老师在门诊遇一患者，吴某，女，66岁，患便秘3年。在10年前曾患糖尿病，血糖基本控制平稳。近来便秘加重，反复发作，不见好转，血糖又升高，餐前高达9.0mmol/L。经病友介绍前来我院找老中医诊治。

刻诊：口渴欲饮水，大便干结三四天1次，小便频数，时有腹胀，手足不温，舌质红，苔薄黄，脉沉细。辨为脾约夹虚证。治当运脾泻热，行气通便。当时予以麻子仁丸加味治疗。药用：**麻仁20g，白芍10g，枳实10g，大黄18g，厚朴10g，杏仁10g，附子6g，黄连3g，黄芩3g**。6剂，水煎服，第1次煎30分钟，第2次煎25分钟，合并药液，分2次服，每日1剂；二诊：大便通畅，又以前方6剂；三诊：血糖降至6.1mmol/L，大便溏泻，减大黄为12g，6剂；四诊：大便通畅，腹胀减轻，继上方6剂；五诊：血糖5.8mmol/L，诸证基本消除，为了巩固疗效，以前方变为散剂，每次服6g，每日3次，继服15周。随访1年，血糖大便均正常。

下面请老师作总结！

老师说，本例患者是我和小张大夫在门诊接的。根据患者大便干结、小便数辨为脾约，再根据手足不温辨为夹阳虚，因舌质红、苔黄辨为热结，以此辨为脾约夹虚证。实际是两方合用，以麻子仁丸泻热运脾；以附子泻心汤温阳泻热。方药相互为用，以取其效。下面我简单把这两方作以分析。麻子仁丸是由火麻仁、杏仁、枳实、大黄、厚朴、白芍组成，主要作用是润肠泻热，行气通便。辨证要点是大便秘结，小便频数，舌苔微黄少津；附子泻心汤是由附子、大黄、黄连、黄芩组成，主要功效是温经回阳，扶阳固表，泄热消痞。辨证要点是腹满便秘，恶寒自汗，手足不温，舌淡苔薄黄，脉沉细，临床注意鉴别应用。为了易于掌握推荐方歌如下：

麻子仁丸方歌：麻子仁丸治脾约，枳朴大黄麻杏芍；
　　　　　　　　胃燥津枯便难解，润肠泻热功效确。

附子泻心方歌：附子泻心用三黄，寒温同下妙异常，
　　　　　　　　痞乃热邪寒药治，恶寒加附治相当。

同学们，由于时间关系下法就讨论到此，接下来讨论和法。

4. 和法就是找平衡

学员问，什么是和法？

老师说，和法就是寻找一个平衡点。中医的和法，仍是治疗八法之一。它是通过药物等措施起到和解或调和作用，使少阳之邪，或脏腑、阴阳、表里失和之证得以解除的一类治法。它适应于邪犯少阳、肝脾不和、肠寒胃热、气血营卫失和等证候。下面分别讨论。

老师问，哪位同学先说一下邪犯少阳？

小刘大夫，我来说说吧！邪犯少阳也叫作邪犯半表半里，中医常用和解法来解决。和解少阳之剂适用于邪在足少阳胆经，证见往来寒热，胸胁苦满，心烦喜呕，默默不欲饮食，口苦咽干，目眩等。由于邪在半表半里之间，既要透邪又要清泄，还要防邪深入，常用柴胡、黄芩等相须为主，清热调和，佐配益气扶正行气之品，使邪去而无后患，代表方常用小柴胡汤。我就简单说到这里。

老师说，小刘大夫说得很具体很全面。我看小李大夫听得聚精会神，那你用实例介绍一下小柴胡汤好吗？

小李大夫说，好吧，我来说说。今年春天，我回乡探亲，用小柴胡汤治疗一位李大爷的感冒，效果不错，使我铭记在心，在此我献丑啦！

李大爷听说我回家探亲，故和老伴到我家看病。

李大爷，65岁，农民。自述在4天前一天晚上受凉，出现头痛、怕冷、流清涕等症。找卫生所打了一针（药物不详），又服感冒清和阿莫西林一天后，上症基本解除。第三天下午又出现头闷、怕冷。第4天上午开始出现一阵发热，一阵发冷，胸闷，饮食减少，心烦欲呕，头脑不清醒，疲乏健忘。察脉弦紧稍细重按少力，舌淡苔白稍厚。根据症状分析，相似邪入少阳，枢机不利，上下气机升降失调所致。试拟小柴胡汤原方。药用：**柴胡15g，黄芩10g，党参10g，法半夏10g，甘草6g，生姜9g，大枣6枚**，嘱咐先抓1剂试用，家属却买了两剂。服1剂头清醒，胸不闷，2剂毕饮食增加，诸证大减。后来病人主动又服2剂痊愈，病人惊感神奇。

我觉得小柴胡汤是和解少阳的首选方，主要辨证要点只要抓住往来寒热，胸胁胀满，默默不饮食，心烦喜呕，口苦，咽干，苔白，脉弦等症状，皆可使用，用之皆效。

方歌：小柴胡汤和解功，半夏人参甘草从；
　　　　更加黄芩生姜枣，少阳百病此方宗。

我的汇报到此，请老师指正。

老师说，小李大夫说得很好，看来他已经掌握了。这个方是少阳证的代表方应当很好掌握。

学员问，老师你能给我们再讲讲方解吗？

老师说，你问得很好，我也想再强调一下。小柴胡汤为治少阳病之主方。方中柴胡为君，以和解少阳，舒透半里之邪，达到疏肝解郁之目的；黄芩为臣，内清泻半里之热；佐以半夏与生姜降逆、和胃、止呕，又有人参、大枣、炙甘草益气扶正以驱邪外出，充实正气以防邪气内传；使以炙甘草调和诸药。本方配伍结构是扶正祛邪的方式。配伍特点：①舒透与清泄并用，以透为主；②胆胃兼调；③寓扶正于祛邪之中。使用小柴胡汤须注意以下三点：一是本方主要作用在于柴胡，必须重用。《时方妙用》说："方中柴胡一味，少用四钱，多用八钱。"其剂量以大于人参、甘草一倍以上为宜。二是应用要抓住柴胡汤证的主证、主脉，"但见一证便是，不必悉具"。三是本方证或然证较多，当在辨明主证、主脉的基础上，随证灵活加减。还应当注意的是阴虚血少者禁用。这个方就讨论到此，下面讨论逍遥散。

老师问，咱们学员都学得不错，小张大夫你把逍遥散如何运用介绍一下吧？

小张大夫说，好哇，我也献丑了。我曾用逍遥散治疗一例痛经，其效比较理想。

梁某，女，17岁，自13岁月经初潮以来，每于经前少腹作痛，羞不可言。每于腹痛时吃一些去痛片，或用热水袋敷一敷。严重时在诊室打一针安尼利定。虽经治疗，从未减轻，近半年来变本加厉，经来腹痛难忍，痛苦欲死，昨日来经，无奈前来就诊。自诉：本次发作腰酸腹痛较前更甚，伴泛恶纳减，夜不成寐，致两胁作痛，头痛目眩，口燥咽干，神疲乏力，乳房胀痛。查舌红苔薄腻微黄，脉弦虚。辨为：肝脾不调，治以疏肝健脾，养血调经。方用：逍遥散加减治疗，药用：**生地黄20g，当归12g，白芍12g，柴胡12g，香附15g，川芎10g，甘草3g，炮姜6g，大枣4枚**。水煎服，1剂，腹痛大减，3剂诸证均除。

我的体会有三：①痛经之疾，少女不鲜，本例患者是因肝脾血虚，肝脾失调，行经不畅。治以健脾疏肝，健脾则谷能运化精微统调血液，疏肝则逆气自顺，血运通畅，痛经何以不除。②逍遥散的主要功效是疏肝解郁，养血健脾。③逍遥散主要适应证是两胁胀痛，神疲食少，脉弦而虚，女士有月经不调等症状。

我就汇报到此，请老师做方解。

老师说，逍遥散出自《太平惠民和剂局方》，系由仲师之四逆散演化而来。方中柴胡为君，用于舒肝解郁；白芍和当归为臣，用于养血活营，柔肝止痛；白术、茯苓、生姜、薄荷为佐，白术、茯苓用于健脾益气，生姜能和胃降逆止呕，薄荷可助柴胡舒肝疏达肝气以助柴胡以解肝郁，又防止气郁化火，肝郁化热；甘草为使，调和诸药。八味合用，可收到肝脾并治，气血兼顾的效果。凡属肝郁血虚，脾胃不和者，皆可化裁应用。便于记忆的方歌如下：

方歌：逍遥散中当归芍，柴苓术草加姜薄；

疏肝养血又健脾，肝郁血虚脾气弱。

老师最后说，和解剂中还有一类调和肠胃方（半夏泻心汤），前面已经说过，不予重复。因时间关系本类方就讨论到此。但在临床上多见到热证，怎么解决？又有什么"热者寒之"是怎么回事？且听下次探讨。

思考题

1. 什么是中药的配伍结构？

2. 什么是汗法？汗法包括哪些方面，代表方剂是什么？

3. 下法有哪些，代表方剂有哪些？

4. 和法的代表方剂有哪些？

巧试药性

李时珍特别注重实践，他聪颖博达，常常创造出一些奇特方法来验证中药功效。一次，李时珍发现一本书上说野苎麻叶可以治疗瘀血症。于是，他找了两杯生猪血来做实验。第一杯生猪血中放了野苎麻叶的粉末，另一杯则什么都没有放。过了一会儿，放了野苎麻叶粉末的生猪血没有凝固，而作为对照比较的那杯生猪血却很快凝固了，苎麻叶治疗瘀血的功效得到初步证实。李时珍又深入思索：上面的实验只是证实野苎麻叶能够防凝，那么，对已经形成了的瘀血块。它又有什么作用呢？于是，他又把苎麻叶粉末和入刚刚凝固的血块中，血块竟慢慢地溶化成血水！这进一步证实苎麻叶还具有化瘀的作用。这个药理学试验用今天的标准来衡量也是有一定水平的。

笔记十九　温清补消起沉疴

学员主持人说，前面我们讨论了汗吐下和四法能战病魔，现在我们将讨论后四法，老师说这可以起沉疴，而且是临床辨证论治的重要环节，我们继续认真讨论。

1. 火热之邪急需清

老师说，我们现在开始讨论清法。所谓清法是通过清热、泻火、解毒、凉血等作用，以清除里热之邪的一类治法。主要适应证是里热证。包括清气分热、清营凉血、清热解毒、清脏腑热、清虚热等。先说清气分热。我们的同学都已经了解了，哪位同学叙述一下？

（1）气分入邪用白虎

小刘大夫说，我说一下。先说一下什么是气分？中医辨证有多种，气分指的是温病中卫气营血辨证的第二阶段，就是表证未解邪又传里。它的特征是发热重，不恶寒，口渴，苔黄，脉数。病邪侵入气分，邪气盛而正气亦盛，气有余便是火，故出现气分热证。除湿温外，各型卫分病传入气分后都化热化火。由于邪犯气分气所在的脏腑、部位有所不同，感邪性质及轻重不一，故所反映的证候有很多类型。常见有气分热盛，多见于流感、乙型脑炎等。其代表方剂有白虎汤。下面举例说明。

赵某，男，42 岁，工人。5 天前曾感冒有发热、头痛、恶风寒、鼻塞等表现，厂医予以肌内注射氨基比林等 2 次，并开中药荆防败毒散 2 剂，服后汗出、头痛等证消退，但第 3 天又出现高热，体温达 39.3℃不退。急转我院就诊。查其面红目赤，口渴汗出，舌红，苔薄黄，脉浮滑。辨证为肺胃郁热。治宜辛寒重剂清透郁热。施白虎汤，**方药：生石膏 50g（先煎），知母 20g，粳米 30g，炙甘草 6g**。水煎服，3 剂，热退而安。本患者的治疗方案是在老师指导下完成的。下面请老师作病案分析。

老师说，该患者原为风寒外感，厂医予以治疗可能对症，但又发热的原因可能有三：一是治疗不彻底，郁热未尽；其二是护理不当又复感等缘故，继而又出现肺胃郁热；其三考虑患者素体阳盛，风寒外束，极易化热。故投白虎汤极为适宜。

另外，我具体分析一下白虎汤。白虎汤是由生石膏、知母、粳米、炙甘草组成；方中石膏为君，解肌清热，止渴除烦；知母为臣，清热泻火，生津止渴；粳米为佐，益胃和中；甘草为佐使，调和诸药。四药合作共立清热除烦，生津止渴之功；主治气分热盛证；其辨证要点是身大热，汗大出，口大渴，脉洪大四大症，皆可应用。但初学者还须注意禁忌证：①表证未解的无汗发热，口不渴者；②血虚发热或气虚发热，脉洪不胜重按者；③真寒假热的阴盛格阳证；④脉见浮细或沉者，均不可用。便于记忆，附歌诀于后。

方歌： 白虎膏知甘草粳，气分大热此方清；

热渴汗出脉洪大，加入人参气津生。

下面我们讨论邪入血分。

（2）邪入血分要清营

学员问，邪入营血用什么方？

老师说，邪入营血是危机证，要抓紧时机积极治疗。常用清营汤。介绍一个病例，今春一患者，程某，男，30岁，前几天刚从南方探亲乘坐公共汽车回来，一路倒车两次，身感疲倦，到家后便感腰酸背痛，畏寒发热。周身不适，突然高热39.8℃，伴头痛、咳嗽、流涕、欲呕，烦躁不安，胸腹隐见针尖样大小的红点。在当地卫生所治疗2天不效。又在当地某医院治疗，诊断为"上呼吸道感染"。随即用复方氨基比林2ml、柴胡注射液2ml混合肌内注射，每天两次。用青霉素800万U，皮试后5%加葡萄糖氯化钠500ml静脉滴注，每天1次。并口服麦迪霉素200mg，维生素C 100mg，泼尼松龙10mg，每日3次。经上述治疗1小时后患者体温降至正常。可是到了晚上9时左右体温又上升到40℃。于是即用上法治疗，观察1天。结果患者病情白天用药暂时缓解，体温基本正常，到了晚上又依然高热，次日病情依旧。故来我院治疗。检查：WBC $9×10^9$/L，体温40℃，脉搏86次/分，血压120/80 mm Hg（1mmHg=0.133 kPa）。

刻诊：面色红赤，胸部红疹隐隐，烦躁不安，口渴壮热。舌质红绛而干，脉细数。

诊为"风温"，证属气营同病。治以清营养阴，透热转气。

方选清营汤加味。

处方：水牛角60g（先煎），金银花、连翘、竹叶、玄参、丹参、麦冬各10g，生地黄15g，黄连5g，板蓝根15g。 先煎水牛角20分钟后加余药煎成1碗，分作3次服。

配合针刺十宣放血，推按大椎、曲池、合谷等穴，至微汗为止。次日晨体温38℃，续服1剂，当晚体温正常，红疹消退。

老师又说，该患者是因受风热之邪所致，风属阳邪，乃百病之长，挟热相助，传变较速，入营而化生斑疹，加之患者禀赋不足，卫外抗邪之力较弱，故起病突然，反复高热，西药治疗效果欠佳，以致出现身热夜甚，口渴烦躁，胸腹斑疹隐隐的热灼营阴之候，故选用清营汤凉营解毒，透热养阴。方中重用水牛角60g代犀角凉解营分之热毒。方药契合，配合放血、推拿综合疗法，获效快捷。下面说一下方解，本方是由水牛角，生地黄，玄参三钱，竹叶心，麦冬，丹参二钱，黄连一钱，金银花三钱，连翘组成。方中水牛角为君，有苦咸性寒，清热凉血解毒之功，以寒而不遏，且能散瘀；方中生地黄，专于凉血滋阴，麦冬，清热养阴生津，玄参，长于滋阴降火解毒，三者为臣，共助君药清营凉血解毒；佐以金银花、连翘，清热解毒，轻宣透邪，使营分之邪透出气分而解；方中竹叶用心，专清心热，黄连苦寒，清心泻火，丹参清心，凉血活血，助君清热凉血，且防热与血结，此三品为使。本方主治温病热邪传入营分证。以身热夜甚，神烦少寐，斑疹隐隐，舌绛而干，脉数为证治要点；若寸脉大，舌干较甚者，可去黄连，以免苦燥伤阴；神昏谵语较重者，可与安宫牛黄丸、紫雪丹合用；对乙型脑炎、流行性脑脊髓膜炎、败血症、肠伤寒或其他热性病，具有高热烦躁，舌绛而干等营分见症者，均有良效。

歌诀： 清营汤治热传营，身热夜甚神不宁；

角地银翘玄连竹，丹麦清热更护阴。

本方就说到这里。下面说一下温里剂。

2. 里寒之证急温阳

学员问，什么是温里剂，常用什么方？

老师说，凡以温热药为主组成具有温里助阳，散寒通脉等作用的，用于治疗里寒证的方剂，统称位温里剂。属于治疗八法的温法。具体有温中祛寒、回阳救逆、温经散寒三大类。常用有：理中丸，四逆汤等。下面举病例说明。

赵某，男，36岁，2007年11月10日初诊，胃中胀满半月余，现胃胀稍缓解，稍疼痛，仍喜温不喜按，气短、乏力有时打嗝，便溏稀。既往有过急性胃痛和心肌供血不足病史，经某医院诊断为"胃扭转复发"。脉沉弦缓，舌淡稍红，苔薄黄。证属脾阳不振，升降失司，又挟里热，治宜温中健脾，行气宽中，佐以清热，方以理中汤合厚朴、生姜、半夏汤加减治之。方药：**党参20g，干姜10g，白术15g，半夏10g，枳实10g，川厚朴10g，陈皮10g，黄芩10g，白芍15g，茯苓15g，香附10g，川楝子10g，炙甘草6g。** 3剂，水煎服。二诊：11月15日，服药后稍好转，肚子有时咕噜咕噜作响，会放屁，脉舌同前。上方去白芍加太子参15g，桂枝10g，3剂，水煎服。诸证除而愈。

本例患者病久体虚与天气转寒旧病重燃有关，见到腹满泄泻，喜温喜按，属脾阳不振；打嗝、气短、乏力，乃为心脾两虚，脾失运化升降为主。故投理中汤佐加降逆方效。

理中汤中干姜为君，温中祛寒；人参为臣，补益中气；白术为佐，燥湿健脾；炙甘草为佐使，温中益气，调和药性。其功用是温中散寒，补气健脾。主要治疗脾胃虚寒证，阳虚失血证；脾胃虚寒所致的胸痹，或小儿慢惊等病症。本方也是治疗中焦脾胃虚寒证的基础方。临床应用只要把握主证，常以脘腹绵绵作痛，呕吐便溏，畏寒肢冷，舌淡苔白，脉沉细为辨证要点，即可运用。便于记忆推荐方歌如下：

歌诀： 理中丸主温中阳，甘草人参术干姜；

吐利腹痛阴寒盛，或加附子更扶阳。

再介绍一个病例。

李某，男，45 岁，农民，于一周前，曾因天气炎热，饮用冰镇啤酒两瓶，又食不少瓜果，当天晚上就出现腹痛，吐泻，急到当地卫生所治疗，输液，又口服药物治疗，纯西医治疗三天，腹痛、吐泻得到了控制，但感到四肢冰冷，气短不欲食，于是来我院就诊。查其面色㿠白，腹部柔软无压痛反跳痛，小便清长，大便自调。舌淡，苔薄白，脉沉弱。辨证为肾阳不足，脾胃气虚。治当温肾益气，健脾和胃。用四逆加人参汤治疗。方药：制附片 15g（先煎），干姜 10g，炙甘草 6g，人参 6g。水煎服，3 剂，肢体转温，思食，又 3 剂，一切正常。

该患者素有脾虚，加之禀赋不慎，易患急性胃肠炎。中医认为是少阴病，急予回阳益气，救逆固脱，转危为安。

四逆汤中附子为君，温肾壮阳，回阳救逆；干姜为臣，温中散寒，助阳通脉；炙甘草为佐使，补脾胃，调诸药，缓姜附燥烈辛散之性，解附子毒。三药合作共起回阳，益气，救脱之功效。加人参益气健脾甚优。临床抓住辨证要点：四肢厥冷，神衰欲寐，面色苍白，脉微细，则可应用。其方歌如下：

歌诀：四逆汤中附草姜，四肢厥逆急煎尝；

脉微吐利阴寒盛，救逆回阳赖此方。

温里剂就讨论到此，接下来讨论补益剂。下面由小张大夫给叙述一下什么是补益剂？

3. 虚者补之损益之

小张大夫说，凡以补益药为主组成的，具有补益人体气、血、阴、阳等作用的，以治疗各种虚证的方剂，统称补益剂。本类方剂是根据"虚者补之""损者益之"以及"形不足者，温之以气；精不足者，补之以味"的理论立法，属于"八法"中的"补法"。

老师说，小刘大夫请你举例说一下补气剂？

小刘大夫说，好吧，我试说一下。先说什么是补气剂？所谓气，中医的气较多，至于补气剂补什么气，实际上归纳起来是三个气，就是宗气，中气和元气。宗气在气海，在膻中；中气在脾胃；元气在肾。实际上只有两气，即脾肾之气，因为宗气是大气之气与谷气的合气，故宗气主要靠自然。那么最终还是从中气入手。故补气剂就是补脾肺之气。常用基础方剂是四君子汤。下面见一个病例。

王某，男，36 岁。慢性泄泻，反复发作 6 年，大便每日 3～4 次，质稀，夹有黏液，便前腹痛，便后缓解，无里急后重。伴见面色萎黄，纳差，气短乏力，舌淡苔白，脉弱。纤维结肠镜检查未见异常。西医诊断为肠易激综合征，中医辨证为脾胃虚弱型泄泻。治宜健脾益气，渗湿止泻。方用四君子汤加味。药用：**党参 20g，茯苓 12g，炒白术 20g，生甘草 6g，诃子肉 10g，肉豆蔻 10g，炒白扁豆 10g，炒薏苡仁 20g，焦三仙 30g**。6 剂，水煎服。二诊时大便次数减少，每日 1～2 次，大便较前成形，黏液减少，腹痛减轻，仍纳差、气短乏力，舌脉同前。上方加黄芪 30g，补骨脂 10g，继服 18 剂。三诊时诸症基本消失，大便每日 1 次，大便变硬，纳食好转，舌淡红苔白，脉沉细。停服汤药，嘱咐注意饮食结构，改服参苓白术散巩固治疗3～4周，一年后随访未再复发。我汇报到这里，请老师点评。

老师说，小刘大夫说得很好，很具体，说明她的功底比较扎实。先说一下该患者的病机，是由脾胃气虚，运化乏力所致。脾胃为后天之本，气血生化之源，脾胃气虚，受纳与健运乏力，则饮食减少；湿浊内生，故大便溏薄；脾主肌肉，脾胃气虚，四肢肌肉无所禀受，故四肢乏力；气血生化不足，血不足不荣于面，而见面色萎白；脾为肺之母，脾胃一虚，肺气先绝，故见气短、语声低微；舌淡苔白，脉虚弱皆为气虚之象。治宜补益脾胃之气，用补气的基础方四君子汤加减施治，以复其运化受纳之功则体康病乃痊愈。方中人参为君，甘温益气，健脾养胃；臣以苦温之白术，健脾燥湿，加强益气助运之力；佐以甘淡茯苓，健脾渗湿，苓、术相配，则健脾祛湿之功益著；使以炙甘草，益气和中，调和诸药。四药配伍，共奏益气健脾之功。余药健脾燥湿固肠止泻，倍增疗效。辨证要点掌握：面白食少，气短乏力，舌淡苔白，脉虚弱皆可使用本方，用之皆效。下面推荐方歌加强记忆：

方歌： 四君子汤中和义，参苓白术甘草比，
益气健脾基础剂，脾胃气虚治相宜。

老师说，下面请小王大夫举例讲讲补血剂？

小王大夫说，先说一下什么是补血剂？补血剂就是以补血养血的药物组合，用以治疗血虚证的方剂，统称为补血剂。此类方剂，适用于面色无华，头晕眼花，心悸失眠，唇甲色淡，舌淡，脉细等。常用熟地黄、当归、白芍、阿胶等补血药为主组成。代表方如四物汤等。下面介绍一个病例。

范某，女，33岁，时常腹部痛胀，至夜咽嗌干燥，月经量一月少于一月，色紫成块。痛经两年。舌苔长期如墨，脉象沉涩。此因下焦蓄血。治宜疏肝化瘀，活血通经。方以四物汤加减。药用：**全当归15g，赤芍、生地黄各10g，牡丹皮、泽兰各8g，桃仁、川芎、广木香各5g**。连服6剂，黑苔全退，腹痛止，月经通顺。

我就汇报这些，请老师点评。

老师说，该患者乃下焦蓄血，血蓄于肝，肝脉下荫冲任，上循喉咙，肝血瘀阻，则当经期腹痛而经少；肝火郁而内灼，则入夜嗌干；其脉涩，其苔黑，均反映了蓄血的病机。适宜疏肝化瘀，活血通经方能使愈。

关于四物汤的方解，方中熟、干地黄为君，能补血填精；当归，补血活血，白芍，滋阴养血，二药为臣；川芎为佐，活血行气。四药共奏补血和血的作用。主要治疗：营血虚滞证。心悸失眠，头晕目眩，面色无华，妇人月经不调，量少或经闭不行，脐腹作痛，舌淡，脉细弦或细涩等证。配伍特点是补血而不滞血，行血而不伤血；温而不燥，滋而不腻。本方为补血调经的基础方。临床应用掌握，面色无华，唇甲色淡，舌淡脉细等辨证要点，皆可使用。方歌附后：四物熟地归芍芎，补血调血此方宗，营血虚滞诸多症，加减运用贵变通。

下面讨论补阴剂。请小郭大夫说一下。

小郭大夫说，好吧！我试说说。补阴剂，是治疗阴虚证的方剂。阴虚证多表现为形体消瘦，头晕耳鸣，潮热颧红，五心烦热，盗汗失眠，腰酸遗精，咳嗽咯血，口燥咽干，舌红少苔，脉细数等。常用补阴药如生地黄、麦冬、阿胶、白芍、百合、石斛、玉竹等为主组方。阴虚则阳亢，水不制火而生内热，故组方亦常配知母、黄柏等以清虚热。代表方如六味地黄丸等。下面也举一病例。

耿某，女，65 岁，患高血糖、高血压 15 年，病情时好时坏，曾多次住院治疗，屡治不愈。主诉：近来有头晕耳鸣，口干多饮，腰膝酸软，失眠盗汗。诊其舌红，苔少，舌体偏小。脉细数。查：血压 186/120mmHg，血糖：空腹 12.6mmol/L，餐后 17.8mmol/L。辨为：肝肾阴虚。施以六味地黄丸加减治疗，方药：熟地黄 30g，山茱萸 15g，山药 15g，茯苓 9g，泽泻 9g，牡丹皮 9g，生石膏 30g，石决明 30g，知母 12g，天花粉 15g，生地黄 15g，麦冬 12g，当归 9g，丹参 12g。水煎服，1日 1 剂，3 剂证减，又 6 剂，查：空腹血糖 7.8 mmol/L，餐后血糖 12.0 mmol/L，血压为 146/100mmHg。继以六味地黄汤加减巩固治疗 2 周。诸证趋于正常。我汇报就到这里，请老师点评！

老师说，小郭大夫说得也很好，很具体。糖尿病近年来发病率不断增高，关于治疗的探索很多。中医在治疗方面还是有着一定的优势，虽然中医中药没有西医降糖快，但远期疗效还比较理想，能够控制并发症的发生，提高生活质量，这种事例不胜枚举。据不完全统计，我们中医科在半年时间里随意观察了 80 例不同年龄和性别的糖尿病病人，30 例纯西药治疗组，50 例采取中西医结合治疗组，结果：中西医结合组无一例病情加重，而且大多数用药量逐渐减少，体力恢复正常，能正常工作。纯西药治疗组有 30% 不同程度出现了并发症，可见中医治疗存在着一定的优势。

关于六味地黄丸，出自宋·钱乙《小儿药证直诀》。方中熟地黄为君，补肾填精；山萸肉，补肝肾，固精，山药，补脾益肾，养阴，二药为臣；茯苓，利湿健脾，泽泻，利湿补肾，牡丹皮，降相火，此三药共为佐使。配伍特点：三补三泻，以补为主，三阴并补，以补肾为主。其功用是滋阴补肾。主要治疗：肝肾阴虚证。主要表现为：腰膝酸软，头晕目眩，耳鸣耳聋，盗汗，遗精，消渴，骨蒸潮热，手足心热，舌燥咽痛，牙齿动摇，足跟疼痛，小便淋漓，以及小儿囟门不合，舌红少苔，脉沉细数等。

方歌：六味地黄山药萸，泽泻苓丹"三泻"侣，

三阴并补重滋肾，肾阴不足效可居，

滋阴降火知柏需，养肝明目加杞菊，

都气五味纳肾气，滋补肺肾麦味续。

老师说，因时间关系补阴剂就讨论到此。接下来讨论补阳剂，请小宋大夫举例说明。

小宋大夫说，我试说一下。所谓补阳剂是治疗阳虚证的方剂。临床常见证，

如面色苍白，形寒肢冷，腰膝酸痛，下肢软弱无力，小便不利，或小便频数，尿后余沥，少腹拘急，男子阳痿早泄，女子宫寒不孕，舌淡苔白，脉沉细，尺部尤甚等。常用补阳药如附子、肉桂、巴戟天、肉苁蓉、仙灵脾、鹿角胶、仙茅等为主组成方剂。同时配伍熟地黄、山茱萸、山药等滋阴之品，以助阳的生化，并可借补阴药的滋润，以制补阳药的温燥；肾阳亏虚不能化气行水，易致水湿停留，故常佐以茯苓、泽泻等淡渗利水之品。代表方如肾气丸、右归丸等。下面请看一病例。

高某，女，40岁。农民，2008年9月15日初诊。主诉：下肢关节酸痛伴腰胀痛，有时心慌，心前区闷胀3年余，在当地治疗好转。近来复发加重2个月，前来我院就诊。刻诊：全身轻度浮肿，面色㿠白，精神疲惫，形寒肢冷，小腹胀满，小便不利，舌苔淡白，脉沉弱。心电图提示：二尖瓣型P波，完全性左束支传导阻滞，西医诊断为风湿性心脏病。中医辨为：心肾阳虚，肾不纳气。治宜：补肾助阳。方以肾气丸加味治之。药用：**熟地黄25g，山茱萸15g，山药15g，泽泻10g，茯苓10g，牡丹皮10g，肉桂6g，附子6g，干姜9g**，葱白为引，连服三剂，诸症有所减轻，上方去干姜、葱白，加白术，白芍，生姜，又服五剂，诸症消除。我汇报到此，请老师指导。

老师说，该患者乃风寒湿致病，日久命门火衰，心肾阳虚，不能温养下焦，故腰痛脚软，半身以下有冷感，少腹拘急；肾阳不足，水液失于升降，不能化气行水，故小便不利；舌质淡胖，脉细弱尺部沉微，皆心肾阳虚之象。《金匮要略心典》中说："下焦之分，少阴主之。少阴虽为阴脏，而中有元阳，所以温经，行阴阳，司开合者也。虚劳之人，损伤少阳肾气，是以腰痛，小腹拘急，小便不利，程氏所谓肾间动气已损者是矣。八味肾气丸补阴之虚，可以生气，助阳之弱，可以化水，乃补下治下之良剂也"。因此我们只要将肾气丸巧妙地运用于临床，均会获得满意的疗效。肾气丸方中：干地黄为君，滋阴补肾；山药、山萸肉补肝脾而益精血，桂枝、附子助命门以温阳化气，四药为臣；泽泻、茯苓利水渗湿泻浊，牡丹皮清泄肝火，三药为佐。八药共奏补肾助阳之效果。配伍特点：阴中求阳；微微生火，少火生气，元气乃生。本方为补肾助阳的常用方。临床应用抓住腰痛脚软、小便不利或反多，舌淡而胖，脉虚弱而尺部沉细为辨证要点即可应用。

方歌： 肾气丸主肾阳虚，干地山药与山萸，
少量桂附泽苓丹，水中生火在温煦，
济生加入车牛膝，温肾利水消肿需，
十补丸有鹿茸味，主治肾阳精血虚。

学员主持说，由于时间关系关于补法方剂我们就讨论这里。下面讨论消法。请老师指导。

4. 消法以疗积食
学员问，什么是消法？

老师说，消法是通过消食导滞和消坚散结等，消除体内因气、血、痰、水、

虫、食等久积而成的有形之痞结癥块的一种治疗方法。属于"八法"中的"消法"。消法包括两层含义，第一是指消食开胃，如小孩吃多了不消化，吃完就睡觉，积食不化，就得用消法。**消食的食物有山楂、炒莱菔子、鸡内金等**。第二是指"消痞散结"，比如长疙瘩、肠胀气等，可以用中药把它散开。我们今天只讨论第一种，其代表剂有保和丸、健脾丸等。下面请同学说说。

有学员问，消积常用什么方，怎么治？

小张大夫说，我说一下消食化滞剂。本类方适用于食积内停之证。常见胸脘痞闷，嗳腐吞酸，恶食呕逆，腹痛泄泻等。常用消食药如山楂、神曲、莱菔子、麦芽等为主组成方剂。食积易阻气机，又容易生湿化热，故常配伍理气、化湿、清热之品。代表方如保和丸、枳实导滞丸等。下面说一个病例。

王某，男，43 岁，自诉因进食辛辣刺激及油腻食物后即感脘腹胀痛，口干口苦，恶心呕吐，吐腐酸臭，泻下急迫，里急后重，痛苦难耐。曾服诺氟沙星（氟哌酸）、健胃消食片等，症状未见明显改善。刻诊：除上症外，伴有泛吐酸水，胃脘灼热。查：舌红苔黄厚腻，脉弦滑。查体剑突下压痛明显。两周前胃镜检查示：慢性浅表性胃炎合并轻度胃溃疡。

分析：证属食积化热，郁于胃腑，胃火夹带食积之物上逆，故泛吐酸水，胃脘灼热。食积胃脘，故剑突下压痛；酸腐之食积于胃腑，损脾碍胃，脾胃功能失常，脾不升清，故泻下；胃不降浊，故嗳吐泛酸。舌质红，舌苔黄厚腻，脉弦滑为食积不化之象。证属食滞胃痛，治宜消食和胃。

方用保和丸加减。药用焦山楂、生麦芽、蒲公英、海螵蛸各 20g，茯苓、连翘、瓦楞子各15g，神曲、陈皮、莱菔子、清半夏、制厚朴各10g。3 剂，水煎分服，每日一剂。3 日后复诊。患者，神清气爽，诸症明显缓解，舌淡红，苔薄黄腻，脉滑。治当健脾消食以善其后。药用**焦山楂、茯苓各 15g，陈皮、莱菔子、神曲、砂仁、清半夏各10g，炙甘草6g**。又施方 6 剂，每日一剂，水煎分服。服后患者一切如常而痊愈。汇报完毕，请老师指导。

老师说，小张大夫说得很好，病例分析的也全面。保和丸的方解我简单作一分析。方中山楂为君，消化食积（消肉食）；神曲为臣，消化食积（酒食），莱菔子亦为臣，消化食积（谷面）；半夏、陈皮，理气化湿，和胃止呕，茯苓，健脾利湿止泻，连翘，清解积热，后四味均为佐使。七药共奏消食和胃之功。本方是治疗脾胃病消食的基础方。只要抓住主证，脘腹胀满，嗳腐厌食，苔厚腻，脉滑等证即可施治。便于掌握推荐方歌如下：

歌诀：保和山楂莱菔曲，茯苓夏曲连翘取，

炊饼为丸白汤下，消食和胃食积去。

最后老师说，我们这两节通过讨论中医治法，以八法为基础，以辨证论治为纲领，从理论到病案，引领出理法方药的成套系统，这是本书先从理论开始后发展到实践的一个特点。虽篇幅有限，但又具有一定的深度，是第二个特点。由于时间关系，中医基本理论都讨论完了，以后抽时间再讨论一些中医独到的简易疗法！

思考题

1. 白虎汤、清营汤的适应证是什么？
2. 理中汤、四逆汤的适应证是什么？
3. 补法有哪几种，各用什么方剂，如何使用？
4. 保和丸如何使用？

徐大椿：名医不可为，伪医尤可憎

　　世人都只看到名医的光环与伟大，却很少知晓名医的难处。孰不知学医难，行医更难，做名医尤其难。这里的"难"不仅是说成为名医的过程艰难，而是如徐大椿所言：凡求治于名医者"必病势危笃，近医束手，举家以为危，然后求之"，"其病必迁延日久，屡易医家，广试药石，一误再误，病情数变，已成坏症"。可见病人及患者家属对名医所寄予的希望很大，要求很高，有的病虽然迁延日久，但若经过积极救治还能转危为安，但是很多患者被一些庸医折腾过久，即便华佗再世，也束手无策！然而病人常常又不会理性看待疾病，甚至责怨名医。徐氏以上所言便是告诫名医不可过高地看待自己，名医说到底是人而不是仙，同时这也是对患者及其家属们的肺腑之言。名医如此，普通的医生更应该谦虚谨慎，不骄不躁。徐氏所言名医也讽指一些徒有虚名的"名医"，他直言道："获虚名之时医，到处误人，病家反云此人治之而不愈，是命也。有杀人之实而无杀人之名。"

笔记二十 简便廉验疗宿疾

学员主持人说，今天的讨论内容很精彩，因为老师要给我们讲授他独到的临床经验。大家都很期待。老师接着说，今天我们会讨论中医治病的"一个原则，两个基本点"，具体来说就是从治疗常见病的原则出发，学会抓两个基本点，既要抓住各个系统具有代表性的重点疾病，又要在疾病中抓住诊治要点，最后达到简便廉验疗宿疾的目的！下面我们将以病例形式讨论常见病的诊疗方法。

1. 肺系疾病

（1）感冒

李某，男，30 岁。主诉：怕冷，头痛，发热，周身酸痛困倦，鼻塞流清涕 2 天。身体壮，不出汗，查舌苔薄白脉浮紧。诊为风寒外感。治宜辛温解表。方用九味羌活汤加减。**药用：羌活 10g，防风 6g，生地黄 15g，苍术 6g，细辛 1.5g，板蓝根 10g，川芎 6g，白芷 6g，甘草 3g。**每日 1 剂。水煎服。服药 1 剂症减，2 剂痊愈，患者要求继服 1 剂巩固，1 年回访未再感冒。

老师按：目前体壮之人较多，此类证型临床较多见，诊断要点是外感初起证。恶寒发热，头身痛困倦，鼻塞，流清涕，无汗，体胖。舌苔薄白，脉象浮紧。病机与治法考虑是风寒兼湿之邪袭于肌表。治宜辛温解表。方用九味羌活汤加减较为适宜。方中羌活解表，上行发散，并能除湿为君药；防风、苍术发汗祛湿，助羌活解表为臣药；细辛、川芎、白芷散风寒，宣湿痹，行气血，除疼痛皆为佐药，加用板蓝根易黄芩善清热，解疫毒，又防苦寒，乃为体验之良策，与生地黄泻血分之热，同为佐药，既治兼证之热，又制辛温之燥；甘草调和诸药，为使药。九药合用共为发汗解表，兼清热祛湿之良剂。

（2）发热

患者男，32 岁。主诉：发热怕风 4 天。在 4 天前外出途中天气突变，穿衣单薄，次日发热头身疼痛。经治疗发热反复，热退则身爽，热高时出汗，汗出则热减，继而复热，咽燥咳嗽，吐黄痰，口渴欲饮，脘痞烦闷，泛恶欲吐。查：体温 40.5°C，舌红，舌苔微黄，脉浮数。辨为：风热感冒。方用银翘散加减。**药用：金银花 10g，连翘 10g，淡豆豉 6g，荆芥穗 3g，桔梗 10g，牛蒡子 10g，蒲公英 20g，薄荷 3g，竹叶 6g。**水煎服，1 剂诸症减，3 剂痊愈。

老师按：此类风热感冒临床多见。诊断要抓住四大主症，（初起风热恶风，头胀痛，自汗，口渴），一个副证（或咳嗽，或咽痛）及舌脉（舌苔薄白微黄，脉象浮数）即可。病机是风热之邪袭于卫分。治宜辛凉解表。方用银翘散加减治疗。方中金银花、连翘为君，既有辛凉透邪清热之效，又能芳香辟秽解毒之功；荆芥穗和淡豆豉为臣，助君药开皮毛而逐邪；桔梗宣肺利咽，牛蒡子、蒲公英清热解毒，薄荷、竹叶清上焦热邪，共为佐药；甘草调和诸药为使药。诸药合用起到透表清热解毒之功效，是治疗风热外感之良方。

（3）咳嗽

李女士，农民，35岁。主诉：前天外出未带雨具，雨水湿透了衣服，回家后下午出现咳嗽吐清稀痰色白，伴有恶寒微发热，鼻塞流清涕，头微痛，有微汗。查得舌淡，苔薄白，脉浮紧。辨为风寒咳嗽；治宜宣肺解表；方用三拗汤加减治疗。**药用麻黄6g，杏仁10g，防风6g，苏叶10g，甘草3g，生姜6片。**水煎服，1剂而愈。

老师按：本例患者诊为风寒咳嗽，也是西医所说的急性支气管炎，诊断要把握初起咳嗽白痰清稀、鼻塞流涕或兼恶寒发热、头痛、无汗、舌苔白薄、脉浮等。病机是风寒犯肺，肺气不宣；治宜宣肺散邪；方用三拗汤加减。原方用麻黄发汗散寒，宣肺平喘，其不去根节，为发中有收，使不过于汗；用杏仁宣降肺气，止咳化痰，以不去皮尖，为散中有涩，使不过于宣；甘草不炙，乃取其清热解毒，协同麻、杏利气祛痰。三药相配，共奏疏风宣肺，止咳平喘之功。临床观察宣肺力所不及，故加防风、苏叶疏散风邪甚妙。

（4）哮喘

刘某，52岁。主诉：胸闷气逆，呼吸气促，喉中哮鸣，咳嗽不甚，咳痰稀白不爽，面色晦滞，遇冷即发。舌苔白滑，脉弦滑。双肺可闻及散在哮鸣音。西医诊为变异性哮喘。中医认为是寒哮。方用（自拟）经验方炙麻黄汤加减治疗。**药用：炙麻黄6g，炒白术10g，茯苓10g，炙苏子10g，炒白果10g，桃仁10g，五味子6g，杏仁12g，沙参10g，陈皮6g，连翘10g，生姜9g。**水煎服，3剂证减，6剂基本痊愈，又6剂巩固，遇冬病再未发。

老师按：哮喘是以症状命名的常见病。各年龄段皆可发病，以老年人多见。每在秋冬季节，气候突变时反复发作。以呼吸气促、痰鸣气喘，甚至张口抬肩，不能平卧为特征。一般伴有咳嗽。中医认为本病多因邪阻气道，肺失升降所致。临床分虚实两种论治，热性宜清热平喘，寒性宜散寒平喘，热性多见于急性或年轻患者，后者多见于老年人。治疗我常用自拟的验方炙麻黄汤加减治疗效果较好。方中炙麻黄宣肺平喘为君；炙苏子、炒白果、杏仁、连翘善降气宣肺助麻黄平喘为臣；炒白术、茯苓、陈皮能健脾化痰利湿，桃仁、五味子、沙参能益阴活血助阳，共为佐药；生姜温经散寒，宣通肺气为使。诸药合用，共为宣肺平喘之圣药。

2. 心脑系疾病

（1）眩晕

高某，男，42岁。主诉：阵发性头晕2年，起初每月一两次，近来频发，甚则头昏胀痛，每于烦劳或恼怒诱发或加重，伴健忘耳鸣，口苦咽干，心烦急，少寐多梦，腰膝酸软。查得舌红苔薄，脉弦细。辨为肾虚眩晕，治宜补肾益阴，方选左归丸加减治疗。**药用熟地黄 15g，山药 12g，山萸肉 12g，茯苓 12g，杜仲 12g，龟板胶 10g，鹿角胶 10g，菟丝子 10g，川牛膝 10g，生龙牡各 30g，枸杞 12g，甘草 6g。**每日 1 剂。水煎服，3 剂症减，6 剂头晕基本消失。

老师按：此类眩晕临床多见。凡见到头晕久发，不耐劳累，精神萎靡，记忆力减退，腰酸膝软，遗精耳鸣等证，验舌质淡，脉弦细者为肝肾不足眩晕。肾虚眩晕有阴阳之别，偏于阳虚者，四肢不温，治疗应区别对待。偏于阳虚者，补肾助阳；偏于阴虚的，宜补肾益阴。本例患者属于肝肾阴虚眩晕，治疗多选用左归丸加生龙牡效果良好。方中重用熟地黄滋肾填精，大补真阴，为君药。山茱萸养肝滋肾，涩精敛汗；山药补脾益阴，滋肾固精；枸杞补肾益精，养肝明目；龟、鹿二胶，为血肉有情之品，峻补精髓，龟板胶偏于补阴，鹿角胶偏于补阳，在补阴之中配伍补阳药，取"阳中求阴"之义，均为臣药。菟丝子、川牛膝益肝肾，强腰膝，健筋骨，俱为佐药；根据病情加入生龙牡以平肝，甘草以和药。诸药合用，共奏滋阴补肾，填精益髓，兼平肝阳，用之皆效。

（2）心悸

翟某，男，65 岁，主诉：心跳节律不规则两年，自觉心慌不宁，头晕胸闷，恶心欲吐，面色苍白，心烦失眠，五心烦热，耳鸣腰酸，有时盗汗，思劳则诱发。刻诊：舌红苔少，脉细数。辨为阴虚火旺，心神不宁。治宜滋阴降火，宁心安神。方选补心丹加减治疗。**药用：生地黄、灵磁石各 20g，酸枣仁、柏子仁、当归、天冬、麦冬各 10g，西洋参、丹参、茯苓、五味子、远志、桔梗各 6g。**水煎服，3 剂诸症减，6 剂基本痊愈，又 3 剂月余心悸未再发作。

老师按：本病多为脏腑气血亏虚，西医诊断为窦性心动过速，临床比较多见。余常用改良的补心丹治疗心悸，效果良好。本方重用生地黄，滋阴养血为君药；天冬、麦冬滋阴清热，酸枣仁、柏子仁养心安神，当归补血润燥，共为臣药；补气常用西洋参宁心益智，五味子益气敛阴，以助补气生阴之力，茯苓、远志养心安神，又可交通心肾，以制虚火上炎，丹参清心活血，使之补而不滞，加磁石镇心安神，兼治其标，合为佐药；桔梗为使药，载药上行走病所，与丹参相伍，又可行气血，使诸药滋而不腻、补不留瘀。临床观察效果不错。

（3）失眠

姚某，女，65 岁。自诉：不寐 3 年余。经多处用中西药物治疗，睡眠仍是时好时差。近来不寐加剧，连续 5 天彻夜不眠前来就诊。刻诊，上半身出汗，下肢不温，时有心慌，夜尿 2～3 次，大便尚可。舌淡苔白腻，质偏暗，舌下静脉青大，脉弦数。既往有甲状腺功能减退症。西医诊为，甲状腺功能减退症，失眠症。中医诊为，心肾不交不寐证。分析病机，乃为心肾不交，心神失养。治宜交通心肾，养心安神。方取交泰丸合酸枣仁加减施治。**药用：黄连 20g，肉桂 6g，炒枣仁 80g，山茱萸 20g，五味子 10g，煅龙牡各 20g（先煎）。**水煎服，6 剂，出汗减少，心慌，下肢畏寒亦减轻，可睡眠 3 小时左右，还睡不实，多梦易醒。大便仍稀。查舌仍暗，苔薄黄，脉沉细。分析安神力欠，需加强养心安神之功。上方枣仁加至100g，又6剂。出现乏力思睡感，余无不适，停药保养。

老师按：失眠是一种经常不易入睡为特征的症候。其症情不一，有初就寝即难以入寐的；有寐而易醒，醒后不能再入寐的；有时寐时醒，不能熟睡，甚者彻夜不眠的。本症的原因，主要是内脏功能失调导致心神不宁。其治法应以调整机体内脏功能养心安神为主，我还是选用常规治法，关键是加强主药，本证常用炒枣仁。说到炒枣仁一药，《本草备要》谓"补而润，敛汗，宁心，甘酸而润，专补肝胆，敛汗宁心，疗胆虚不眠。"因其补心胆功著，故选作治失眠之主药。但酸枣仁用量宜大，《金匮要略》中的酸枣仁汤，枣仁用二升。看来枣仁是药食同源之品，大剂量应用无过。凡虚劳不得眠者，均可施之。临床验证，用量多在60~90g之间效果明显。若遇疑难重症者，还可逐渐加量使用。如本病例用100g，辅以交泰丸交通心肾之引经作用，故治疗不寐效果颇佳。

3. 胃肠系疾病

（1）胃脘痛

王某，男，32岁，主诉：反复胃痛3年。入秋来不时的心窝部疼痛，恶寒喜暖，得温痛减，遇冷加重，口淡不思饮食，曾治不效，今突然发作。查舌苔薄白，脉弦紧。诊为寒凝胃疼。常选验方建中良附汤治疗。**药用：炙黄芪30g，桂枝10g，炒白芍15g，炙甘草6g，制香附10g，高良姜6g，生姜9g，大枣4枚，饴糖30g。**水煎服，1剂症减，3剂痊愈。

老师按：胃脘痛多是由于外感邪气，内伤饮食或情志不舒所致。凡见胃痛突然发作，喜按喜暖，食少神疲，四肢不温，或泛吐清水，苔薄白，脉弦紧或细弱者即为寒凝胃脘痛。治宜温胃散寒，理气止痛；常选用自拟经验方，建中良附汤治疗效果比较理想。本方实为黄芪建中汤和良附丸的合方，临床气滞寒凝的证型较多见，正适用该方效果良好。

（2）便秘

刘某，男，66岁。主诉：在1周前因受凉后出现咳嗽，咳痰色白量多。呼吸急促，动则喘息，张口抬肩，不能平卧，前来就诊。查得：面目及下肢浮肿，腹胀纳呆，形寒肢冷，大便3日未行，小便短少。诊为寒滞便秘。治宜温中散寒通便。方选大黄附子汤加味治疗。**药用：大黄12g，淡附片6g，党参、车前子各15g，葶苈子、苏子、杏仁 紫菀、茯苓各10g，细辛3g，丹参10g，川芎6g。**每日1剂水煎服。3剂而愈。

老师按：便秘临床比较多见，却实证易治，慢病难疗，尤其是慢性病合并便秘者更难。本例患者有肺心病，病变首先在肺，继而影响脾、肾，最后病及于心；病机主要是正虚邪实，痰浊血瘀互为影响，相兼为病。肺与大肠相表里，肺失肃降，则大肠之气亦缠结不通。反过来使肺气悖逆加重。此时如通利大肠，使大肠腑气通畅，则能肃顺肺气，缓解喘逆，肺之宣肃复常，则水道通调，百脉和顺，水肿心悸诸症可解。故用大黄附子汤加味治之，方中大黄通下逐瘀加丹参、川芎活血化瘀，使腑气通，瘀血化；附子、细辛温阳散寒，合党参、茯苓健脾益气，葶苈子下气平喘，又能加强附子的强心之效，杏仁、苏子止咳化痰；车前子利水消肿；诸药配伍，具有温阳益气，通下逐瘀，利水平喘之功。事实证明本方应用后有利于改善心肺功能，促进血液循环。减轻水肿和心脏负荷，从而有效缓解了肺心病心力衰竭。治肺同时也治大便难。

4. 肝胆系疾病

（1）胁痛

苏某，女，38岁。主诉：复发胁下痛胀，阵发加剧，大便偏溏，呕恶时作，往来寒热，四肢厥冷，周身皮肤已有黄染。右胁隐隐胀痛牵及右背部，夜间为甚，脘痞腹胀，畏寒乏力，口干口苦，不思饮水，纳呆寐差，左半侧头痛，汗多，小溲发黄，大便稀溏日行3～5次。舌质淡嫩有齿印、苔根薄黄腻，脉细小弦。诊为肝郁气滞型胁痛。西医认为是胆囊炎合并胆石症。治宜温中散寒，温运和解，清肝利胆等法施治。方取柴胡桂枝干姜汤化裁：**醋柴胡24g，生牡蛎（先煎）、鸡内金、干姜、黄芩、天花粉、茵陈、藿香、茯苓、滑石（包）、金钱草各15g，海金沙10g，桂枝，炙甘草各6g。** 3剂症大减，又6剂痊愈。

老师按：胁痛是以一侧或两侧胁肋部疼痛为主要表现的病证，也是较多见的一种自觉症状。临床诊断较易，凡见胁肋胀痛，疼痛每随情志之变化而增减，怒则痛剧，胸闷不舒，饮食减少，口苦脉多弦。常因气机郁结，肝失条达所致。治宜疏肝理气，健脾和血。方常取柴胡桂枝干姜汤化裁治疗，效果良好。方中柴胡、黄芩，清解少阳热邪；桂枝、干姜、瓜蒌根、牡蛎温阳生津，以治饮结津伤，桂枝、干姜温通化饮，瓜蒌根、牡蛎生津散结；茵陈、藿香、茯苓、滑石清热利湿；金钱草、海金沙利胆排石，炙甘草和中调和诸药。诸药相合，寒温并用，攻补兼施。既有和解少阳之功，又有温阳生津之效；药证相符，则少阳得和，枢机畅达，诸证悉除。方后云："初服微烦，复服汗出"，这是药后表里阳气畅通、津液布达、正复邪退的表现。临床使用得当，可以治疗许多疾病。尤其是对于消化系统的慢性疾病，往往会药到病除。

5. 肾与膀胱系疾病

（1）浮肿

陈某，女，50岁，目下浮肿如卧蚕十余日，小便黄赤，恶风寒，伴发热头痛，腰痛，鼻塞，流清涕，口渴欲饮，心下满，按之不舒，但不碍饮食，时有心悸微咳。舌苔薄黄，脉浮。诊乃风水范肺，阳热内郁。治宜散表解郁，降饮止咳。选经验方越婢加半夏汤治疗。**药用：麻黄10g，生石膏20g，法半夏15g，生姜10g，炙甘草10g，大枣5枚。** 水煎服，3剂诸症减，又3剂加白术10g，炒枳壳10g，诸证痊愈。

老师按：风寒外感，首先犯肺，侵袭肌肤，则症见微恶风寒、发热、头痛、腰疼、鼻塞、流清涕，脉呈现浮像。风邪扰动内水而上泛于头面，面目浮肿。水邪滞结心下且上犯于心、肺，故心下痞硬按之不舒，并伴有心悸、微咳等证。阳气受阻，内郁化热，则小便黄赤而口渴欲饮。其病属风水为患。然《金匮要略》指出："腰以上肿，当发其汗乃愈"。当用发汗清热之越婢加半夏汤。方中麻黄发汗散邪，生姜、大枣、炙甘草和胃补中，石膏清理热，加半夏蠲饮降逆。服药3剂后，恶寒、鼻塞、清涕、咳嗽、口渴、尿赤等症悉减。唯面目浮肿未清，遂于方中加枳术汤发汗清热，燥湿化痞，浮肿速消而愈。

6. 气血津液疾病

（1）自汗

王某，50岁，素体健壮，爱出汗。常年吃饭都汗出未干，不论冬夏昼夜，常自汗出，已经8年。曾多处就诊，多以卫阳不固论治，用玉屏风散及龙骨、牡蛎、麻黄根等，后来亦用过桂枝汤加黄芪，均无显效。疑有肺结核，经胸部透视，心肺未见异常。体虚疲乏，皮肤灰白，出汗时可见皮肤有大汗珠。虽然出汗但口不渴，尿量减少，出汗在清晨起床前略止，上午较少，中、下午和晚上较多。自觉手脚稍麻木，头稍晕，饮食、大便如常，脉浮缓，舌胖淡苔薄白。

据证分析：病起于长期出汗，毛孔疏松，表虚失固，肌腠失调，汗污宣泄阻于营卫之间，其病虽久，脏气未伤，故脉仍浮缓舌淡，应调和营卫。方宜桂枝汤加味，**桂枝10g，白芍10g，炙甘草6g，仙鹤草60g，生姜9g，大枣6枚**，1日2次。水煎服。2剂后，四肢舒畅，汗出大减。上方加黄芪10g，连服9剂，自汗、头晕、肢麻全减，两年后随访，未再复发。

老师按：出汗本为人体的生理现象。在天气炎热、穿衣过厚、饮用热汤、情绪激动、劳动奔走等情况下，出汗量增加，此属正常现象。如外感病邪在表时，出汗又是驱邪的一个途径，需要用发汗以解表等办法处理。这属正常情况。若有一些人，时时汗出，动辄益甚，乃为异常出汗，则需及早治疗，否则会导致正气不足。本例患者仍为营卫不和所致出汗，治疗还需调和营卫。之所以患病8年屡治不效，是因为力所不及。故加仙鹤草取效。

仙鹤草又名脱力草，性平，味辛甘微苦，无毒。通过病例简介，余在实践过程中发现仙鹤草不仅可以止血，还有固表益气之效，其他一些临床效用有待于研究。在治疗汗证方面：①无论治疗自汗、盗汗都有一定的促进作用，临证可配合辨证方药应用效果更好。②汗证是由于阴阳失调，肌腠不固而引起的汗液外泄，泄久必致虚，说明仙鹤草对虚证亦有补益作用，用于劳力过度所致的脱力劳伤，症见神疲乏力而纳食正常者，有一定的治疗作用，故名脱力草。③临床应用就汗证来说，使用仙鹤草效果更好。④关于用量，一般书为10～30g，国医大师邓老介绍用30～60g较好，还有些书介绍可用到100～200g，量大了建议浓缩分次用为妥。故临证所遇气虚为患皆可仿效。

（2）消渴

刘某，男，60岁。主诉：口渴多饮，消瘦乏力半年。素体健壮，精力充沛，近3个月加重，半夜口干致醒，饮水才能入睡，尿量减少，动则出汗，食少纳呆。刻诊：舌红苔白而燥，脉象虚数。查得空腹血糖：10.8mmol/L，餐后血糖：

18.7mmol/L。辨为：气阴两虚型消渴。法当益气健脾，养阴固津。方用：健脾护阴煎（自拟）。**药用：生黄芪 30g，西洋参 6g，生石膏 20g，天花粉 15g，玄参 10g，金石斛 10g，佩兰 10g，鸡内金 10g，谷麦芽各 10g，陈皮 2g。**每日 1 剂。水煎服。3 剂症大减，6 剂基本痊愈，又 6 剂巩固治疗后停药。嘱其合理膳食，每月须服 6～10 剂巩固，需坚持半年以上，以观后效。

老师按：用现代话说治疗糖尿病，辨证应细致。根据临床证候，治疗有宜寒，有宜热，有宜健脾多于补肾，有宜养阴多于益气，安排得当，疗效显著。处方用药，不可偏一，还得注重阴阳平衡，如《黄帝内经》指出："阴中求阳，阳中求阴"的治则，即用阳性药须稍加阴性药，用阴性药也须稍加阳性药，则阴阳协调。

7. 经络系疾病

（1）头痛

席某，女，28 岁。主诉：经常头痛 3 年余。5 天前因感冒后头痛加重，感冒治好后头痛仍在，头痛而胀，尤以头后为甚，伴有心慌气短，急躁易怒，大便数日一行，全身乏力，面色㿠白，月经不调，量少色淡。刻诊：舌淡苔薄白，脉沉弱。诊为：血虚头痛。治宜疏肝养血，理气止痛。方用：养血头痛汤（自拟）。**药用：白蒺藜，何首乌，火麻仁各 15g，生地黄，当归，紫贝齿，杭芍，柏子仁，炒远志，炙黄芪各 10g，川芎，柴胡，鹿角胶，蔓荆子各 6g，砂仁，炙甘草各 3g，北细辛 1.5g。**水煎服，6 剂症大减而停药。半年多后又复发，经调整服药月余痊愈。

老师按：此类血虚头痛，白领最为习见。常因用脑过度，血不上荣而头痛。继而累及心肝，故有心慌烦躁之表现。血虚则津乏而致肠燥失润，导致便秘。治疗以养血舒肝，理应显效。就诊期间席女两次服药不足 10 剂，常因工作忙，服药病减停药。8 个月后复发，又来就诊，又服药 20 剂而痊愈，一年多未再复发。

（2）热痹症

牛某，女，32 岁，大棚菜农。关节痛发病一年余，加重一周。肢体大小关节疼痛肿大，每于阴天疼痛加重，小便灼热，口渴欲饮。舌红苔黄，脉濡数。治宜：清热通络，祛风除湿。方用三妙散加味。**药用：苍术 10g，黄柏 10g，川牛膝 10g，薏苡仁 15g，老鹳草 10g，桑枝 15g，木瓜 15g，升麻 6g，忍冬藤 20g，威灵仙 15g。**水煎服，3 剂症减。

老师按：热痹多见于中年人或初患者。《金匮要略》云："湿留关节"。风寒湿杂留驻关节，阻塞经络，气血瘀滞，则肢体关节出现疼痛肿大，如油面相混难解难分，不好治愈；《内经》中云："人与天地相参也，与日月相应也。"人与自然关系密切，天气变化，则人体关节疼痛即应；素体阳胜，经络阻塞，阳气郁遏，遇风寒化热，证见口渴，小便黄赤灼热；脉濡为湿，脉数乃热；故谓"热痹"。我常借用三妙散加味治疗疗效可观。方中苍术、木瓜、薏苡仁健脾除湿，黄柏、川牛膝、桑枝清热祛风，威灵仙、老鹳草通经除湿止痛，升麻、忍冬藤解毒，且引药行上肢，牛膝、木瓜引药行下肢，威灵仙疏通十二经脉。诸药合用能搜除四肢风寒湿邪。该牛女，前后共服 20 余剂痊愈。

8. 外科疾病

（1）肠痈（阑尾炎）

董某，16岁。主诉：3天前因受凉，继而腹部隐隐作痛，几天来症状不减，昨日出现恶心、呕吐。腹痛由上腹开始，后来出现腹部胀闷，继转为右下腹疼痛不能按压。刻诊：以手按之，其痛加剧，痛处固定不移。腹皮微急，右腿屈而难伸，并有微热恶寒，恶心呕吐，便秘尿黄。苔薄腻，脉数有力。中医诊为：肠痈。治宜活血通腑，行气散瘀。方用**大黄牡丹红藤汤（自拟）治疗。方药：生大黄15g，丹皮10g，红藤30g，厚朴15g，陈皮10g，半夏10g，芒硝10g，败酱草30g。**服1剂便通症减，服3剂痊愈。

老师按：所谓"肠痈"寒邪客于经络，淤积不行，血脉不通，腐败气血，化为脓痈。肠痈者，于少腹肿痞，按之即痛，屈腿而卧，或呕吐，或发热，脉浮紧。治疗初期常用大黄牡丹红藤汤。方中大黄泻火逐瘀，通便解毒；丹皮凉血清热，活血散瘀，二者合用，共泻肠腑湿热瘀结，为方中君药。芒硝软坚散结，协大黄荡涤实热，促其速下；红藤性善破血，败酱草清热解毒，助君药以通瘀滞，俱为臣药。陈皮、半夏化湿止呕，导肠腑垢浊，排脓消痈，是为佐药。诸药共煎活血化瘀，止痛消瘀以使病愈。

9. 妇科疾病

（1）痛经

患女，21岁，主诉：在2年前曾因生气后月经来潮，小腹有胀痛，月经干净后腹痛就消失了。但此后的两年间，每逢月经来潮前，就出现乳房小腹胀痛。月经颜色暗红，有时还有紫黑色的血块。当月经来了以后，疼痛会缓解。舌紫暗，苔白，脉弦。辨为：气滞痛经。治宜：温经散寒，化瘀止痛。方用少腹逐瘀汤加减。**药用：小茴香、干姜、没药各5g，肉桂3g，延胡索、当归、赤芍、茯苓各15g，川芎、生蒲黄、五灵脂各10g。**水煎服。3剂而愈。

老师按：少腹逐瘀汤是治疗少腹病的良方。尤其是妇女少腹积块，疼痛或不痛，或痛而无积块，或少腹胀满，或经期腰酸小腹胀满，皆可运用。该女腹痛为瘀血结于下焦少腹。下焦包括肝肾在内，由肝肾等脏功能失调，寒凝气滞，疏泄不畅，血瘀不适，结于少腹，故症见少腹积块作痛，或月经不调等杂病。治宜逐瘀活血、温阳理气为法。故方用小茴香、肉桂、干姜味辛而性温热，入肝肾而归脾，理气活血，温通血脉；当归、赤芍、茯苓入肝，行瘀活血利湿；蒲黄、五灵脂、川芎、延胡索、没药入肝，活血理气，使气行则血活，气血活畅故能止痛。共承温逐少腹之瘀血，则血活而病自除。

（2）带下：邱某，女，40岁，患白带已3年多。近来头昏，腰痛，四肢无力，阴道分泌物如米汤样，绵绵不断，时有阴痒，四肢不温，纳少便溏，两足跗肿，面色㿠白，舌质淡，苔白腻，脉濡缓，苔白薄。辨为：肝虚脾弱，湿浊下注。法当：健脾益气，升阳除湿。方用：新加完带汤（经验方）。**药用：白术（土炒）、山药（炒）各30g，人参6g，白芍（酒炒）15g，车前子（酒炒）、苍术（制）各**

9g，甘草 **3g**，制陈皮、黑芥穗、醋柴胡各 **2g**，苦参 **6g**。水煎服，3 剂，证大减，6 剂，诸证除。

老师按：本病多因脾运失职，导致阳气下陷，或痰湿下注壅积而成。诊治要点：阴道常流黏液，绵绵不断，无气味，或腥臭，并伴有头昏、肢怠、腰疼痛，苔白或黄腻，脉细或濡缓者叫做带下症。其黏液色白的叫"白带"，色黄的叫"黄带"，或赤白相杂的叫"赤白带"。治疗常以健脾益气，温肾除湿为主，佐以清热。常以经验方新加完带汤治疗。方中人参、山药、甘草健脾益气；苍术、白术健脾燥湿；柴胡、白芍、陈皮疏肝理气解郁，理气升阳；车前子入肾泄降，利水除湿；黑芥穗入血分祛风胜湿。全方寓补于散之中，寄消于升之内，肝、脾、肾三经同治，具有健脾益气、升阳除湿之功。加苦参具有清热燥湿、杀虫止痒之功，用于各型赤白带下、阴肿阴痒均有较好的疗效。本方作为使药少量使用，一般 5g 左右即可，一是偏寒，二是味苦，故少量使用为宜，对于湿热较重的可加大用量。临床体会加苦参治疗各型带下均可提高疗效。

10. 儿科疾病

（1）小儿疳积

许某，女，10 岁，学生，母代诉：女儿一贯挑食，食欲不振，近来腹胀满，厌食 2 天。向来身体疲倦，逐渐消瘦，夜卧不宁，或发热，大便不调，腹部胀满等。询其女曾有喜食异物，咬指，挖鼻等病史。刻诊：面色不华，皮肤粗糙，头发稀少，腹部鼓胀。舌红苔白腻。诊为脾虚食滞。治宜健脾和胃，消疳化积。方用理中汤加味治疗。**方药：炒白术 6g，党参 6g，干姜 6g，木香 3g，炙甘草 3g**。水煎服，1 剂症大减，3 剂而愈。

老师按：小儿疳疾，又叫"大肚痞"，是小儿常见病。多因内伤乳食，或发热，呕吐泻痢等症，或病后失调，以及肠内寄生虫病均可引起。主要因脾胃虚损，饮食不节，运化失调，致气液耗损，干枯羸瘦，气血不荣，青筋暴露，形体虚弱，缠绵难愈，甚至严重影响生长发育，导致不良后果的一种慢性疾病。婴幼儿发病尤多。临床诊断并不难，抓住厌食，消瘦，乏力即可。主因脾胃虚弱，邪壅中焦。治宜：健脾和胃，消食化疳。方用理中汤加味治疗。以人参、甘草补脾益气，白术培土健脾，干姜温中助阳，加木香调理气机，合之共奏温中健脾，化滞消积之功效。

老师最后说，由于时间关系，我们今天就讨论到此。大家若有兴趣的话，以后抽时间再做专题讨论。

思考题

1. 临床诊疗疾病应当抓住哪些关键点？
2. 分析病案应当掌握哪些要点？
3. 如何观察和评估疾病的发展趋向和疗效

尾声　学而知不足

今天，笔者为了继承祖国医学，遵照"实践—理论—实践"的理论联系实际的学习方法，又一次选择跟师期间中医基础学习笔记26篇，按照理、法、方、药的指导思想的顺序列出，作为中医入门的基础部分，也是自己学医历程提升水平的又一新阶段。通过再学习有几点感悟，畅言示道，予以借鉴，以表奉献！

学而知不足

孔子曰："学然后知不足，教然后知困。知不足，然后能自反也；知困，然后能自强也。"是的，不登高山，不知天之高；不临深渊，不知地之厚。为雄鹰只有当它搏击蓝天时，才知道天空是多么辽阔，而自己又是多么的渺小；做小溪只有在奔入大海之时，才知道海洋是多么宽广，而自己又是多么微不足道；同样，中医临证亦然，越临证越觉得自己知识的不足，越施治越感到本领缺少。如治外感证不知有两感；疗内伤呕满证不明是热结有缘；用方剂不知桂枝是一方多变，应化才灵验；施川军只知攻内伤，却不明亦祛外感，……一个人只有当学得愈多时，才知道学海无涯，才懂得要不断进取，这就是"学然后知不足"的深刻内涵。

跟师是捷径

毛主席曾经说过："中国医药学是一个伟大的宝库，应当努力发掘，加以提高。"的确，这个理念，不仅是国人而且也是世人的共识的观点。那如何继承和发扬祖国遗产？责无旁贷的课题摆在我们面前。以前主要是因为学医难，学中医更难的观点，影响着很多学医者的视线。通过入医道跟师的亲身体验，方知晓跟师学习是上了动车！不仅会迅速提升自己的能力，很快能成为名医，更重要的是解决了中医后继乏人之囹并有促进祖国医学的发展奔上了快车道之妙！

如何使祖国医学迅速蹬上快车道？

在跟师学习的过程中，余深深地体会到老师对病人始终热情周到，关怀备至，对自己一丝不苟，严于律己。老师常教导我们说："立业先立德，做事先做人。"这是其一。

其次，我体会到中医是一门经验医学。而老师善于把自己行医多年的临床诊疗经验上升为理论，又用于实践。且常以"授人以渔"的方法教导我们，使学员认识中医"开窍快"，使自己少走很多弯路，很快开拓了思路，活跃了思维，开阔了视野，更新了观念，提高了诊疗技术，坚定了继承中医药的心念。这是其二。

再次，我体会到通过老师的谆谆教导，学员得到的知识都是实战经验，比如黑附片的用法用量从 3～100g 都会有的放矢。不会像过去有些 5 年、8 年中医院校毕业生，考试都会一字不漏地写在卷子上，临证却左右徘徊。因为这是把高深的理论通过活学活用变成了立竿见影的实战经验，这样的话知识记得牢，用得巧，立效快。不但能提高自己的水平，也得到人们的信赖，更重要的是能快速迈出发展祖国医学遗产的新步态。

　　总之，在理论指导下再跟师学习，是"实践—理论—实践"的理论联系实际学习的新模式，会使祖国医学发展通过这个捷径快速步入新时代！

捷径有源头

　　笔者通过跟师学习和笔记的整理，再结合笔记让三五同道参阅，对笔记提出三点看法：一是在老师的指导和点拨下，能提纲挈领把繁杂的中医学说理论思路理顺，能深入浅出循序渐进地言明医理，用实例以引导扩大知识面。二是结合卫生部教学大纲要求作为体例结构为序讲述，其特点是每篇主题有独立性，各篇也有关联性，是因为涉及的层面较宽而重点突出。因此，该笔记不仅适合在校实习生阅读，也适合某些研究生参阅，也适合中医爱好者阅读，充分体现大医是握法，改变普医是学方的观念。三是用对话互动的形式展开大讨论，其内容全面详实，始终贯串了理法方药的临证大法，加之语言通俗，易引人入胜，也能加强理解和记忆。用他们的话说："一册在手，临证何忧！"有些人说："学医难，学中医更难，读了该笔记，只要找对路子，找到了捷径的源头，学中医有何难！"

　　我觉得，只要我们有一颗仁爱之心，有一些理论基础，加上良师传承的新模式，很快就会达到传承歧黄薪火的新高点！

　　最后，感谢王灵芳编辑在编写过程中给予我的极大支持和帮助！但由于笔者学识疏浅，经验有限，虽然想为中医传承做一点奉献，但差距甚远，存在着许多错误和缺点。因此，笔者诚心地接受广大同道多提宝贵建议和意见，以更好地继承和发扬中医学遗产，为共同创造人类的健康事业辉煌灿烂的明天做贡献！